40. erweiterte Auflage

Heilkraft aus Heilpflanzen

**170 Arzneikräuter
leicht verständlich
zeitgemäß dargestellt von
Dr. Rainer Schunk**

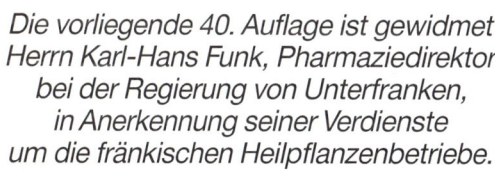

*Die vorliegende 40. Auflage ist gewidmet
Herrn Karl-Hans Funk, Pharmaziedirektor
bei der Regierung von Unterfranken,
in Anerkennung seiner Verdienste
um die fränkischen Heilpflanzenbetriebe.*

ISBN 3-922019-04-8

Kaulfuss-Verlag Abtswind
D-97355 Abtswind
Telefon 0 93 83 / 66 55
Telefax 0 93 83 / 66 56

*Unsere Schriften sind
auch erhältlich im
Kräuter-Fachhandel.*

Inhalt

Vorwort 3

Einleitung 4

Sammeln und Trocknen von Heilpflanzen 4

Fachbegriffe 5

Einführung in die Heilpflanzenkunde 7

Heilpflanzen-Alphabet 14

Heilpflanzen als Badezusätze 77

Hinweise für die Selbstbehandlung (Selbstmedikation) 79

Anwendungsgebiete der Heilpflanzen (Indikationsverzeichnis) ... 80

Stark wirkende Heilpflanzen 84

Giftpflanzen 85

Standardzulassungen pflanzlicher Fertigarzneimittel 86

Aromatherapie mit der Duftlampe 89

Register 90

Heilpflanzen als Arznei- **und** Lebensmittel: Unterscheidung 94

Wildwachsende Heilpflanzen und Naturschutz 95

Das Pflanzenreich in Zahlen .... Umschlagseite 2

Geschichte der Pflanzenheilkunde .... Umschlagseite 3

„Urpflanze " nach Goethe .... Umschlagseite 4

Vorwort

Nach Einschätzung der Weltgesundheitsorganisation der Vereinten Nationen (WHO) könnte rund ein Viertel aller ärztlich therapierten Beschwerden durch Selbstbehandlung kuriert werden. Solch eigenverantwortliches Gesundheitsbemühen hätte zugleich eine willkommene „Nebenwirkung": kerngesunde Krankenkassen.

Kein Bereich des Heilmittelschatzes ist für die Selbstmedikation von Unpäßlichkeiten und Alltagsbeschwerden besser geeignet als die Heilpflanzen (= Heilkräuter, Arzneipflanzen, Drogen, siehe Seite 4). Den rechten Umgang mit ihnen erläutert die vorliegende 40. Auflage von „Heilkraft aus Heilpflanzen".

Das kritisch gesichtete und vermehrte Wissen mag nun wohl auch Fachkreisen und hier vor allem dem Berufsnachwuchs als Basisinformation genügen. **Hauptadressat ist aber weiterhin der nicht sachkundige Laie.** Diesem soll das Büchlein eine korrekte, aktuelle und preiswerte Informationsquelle bleiben. Preiswert genug, um ggf. den Austausch gegen eine frühere Auflage zu ermöglichen, denn es gibt manches Neue zu berichten.

Mit Bedacht wurden heutzutage weniger gefragte Drogen nicht ganz gestrichen, sondern nur kürzer behandelt. Auch literaturmäßig schwieriger zugängliche aktuelle Heilkräuter der Laienmedizin sind kurz dargelegt.

Der Autor dankt für wertvolle Hinweise Herrn Professor Dr. Franz-C. Czygan, Herrn Professor Dr. O.H. Volk und Frau Dr. M. Grünsfelder/Lehrstuhl für Pharmazeutische Biologie der Universität Würzburg sowie den Herren Dr. med. Theo Diem/Hofheim/Ufr. und Dr. W. Schier/Bad Sachsa.
Frau Apothekerin Stephanie Klett/Würzburg sei für sorgfältige Durchsicht gedankt.

Würzburg, September 1995   Rainer Schunk

40. Auflage 1995, 765.000 – 792.000
© bei Kaulfuss Verlag Abtswind, 97355 Abtswind
Verantwortlich für den Text: Dr. R. Schunk, Würzburg
(Verbesserungsvorschläge erwünscht)
Zeichnungen: Wolf-D. Fischer, G. Fischer-Verlag u.a.
Gesamtherstellung: Schunk Druck- und Verlags-GmbH,
97631 Bad Königshofen
Alle Rechte der Verbreitung vorbehalten. Titelschutz gemäß § 16 UWG.
Die Wiedergabe von Handelsnamen etc. berechtigt auch ohne besondere Kennzeichnung nicht zu der Annahme, daß diese Namen als frei zu betrachten wären.
Gedruckt auf chlor- und säurefreiem Papier

Einleitung

Was vermögen die Heilpflanzen zu leisten?
Nicht so viel wie die alten Kräuterbücher und leider auch manche neuen versprechen, aber mehr als die Skeptiker glauben.
Was Sie, verehrte Leser, an einer Heilpflanze am meisten interessiert, ist vor allem eine Aussage über ihre Wirkung. Deshalb wurden die **Heilanzeigen** bei den Pflanzenkapiteln an den Anfang gestellt. Als nächstes wollen Sie sicher etwas wissen über die **Zubereitung und Anwendung** der Heilpflanzen. Die Rubrik **Inhaltsstoffe** erklärt, worauf die Wirkung beruht. Schließlich wird am Ende der Kapitel einiges über die **Herkunft** und **Botanik** der Heilpflanzen mitgeteilt.

> Das Wort „Droge" wird nach altem Apothekerbrauch ausschließlich in seiner historischen Bedeutung „trocken" im Sinne von „getrocknete Heilpflanzen" benutzt. Erst seit dem 20. Jahrhundert versteht man darunter auch „Suchtmittel". Eine Verwechslung der Begriffe ist aus dem Textzusammenhang ausgeschlossen.

Meist dient nicht die ganze Pflanze als Droge, sondern nur Teile von ihr, zum Beispiel die Blätter, Blüten, Wurzeln etc. Auf welchen **Teil** es im Einzelfall ankommt, das ersehen Sie bereits aus der deutschen **Kapitelüberschrift.** Neben oder unter dieser stehen die lateinischen Drogennamen und zwar links in neuer, rechts in früherer Formulierung.
Das genannte Schema wurde vorwiegend bei den Pflanzen benutzt, die ungemischt zur Teezubereitung geeignet und wichtig sind.
Die 170 aufgenommenen Heilpflanzen zählen großenteils zur einheimischen Pflanzenwelt und können somit auch selbst gesammelt werden. Stark wirkende Pflanzen wie Fingerhut und Tollkirsche wurden nur tabellarisch erfaßt (s. S. 84). Sie sind zur Selbstmedikation absolut ungeeignet.

Beim **Selbersammeln und Trocknen** von Heilpflanzen zum Eigengebrauch beachten Sie bitte folgende 10 Ratschläge:

1. Naturschutzbestimmungen beachten (Seite 95)
2. Nur **sicher** bekannte, gesunde und saubere Pflanzen sammeln
3. Standorte neben Straßen meiden
4. Ernte: Wurzeldrogen im Spätherbst, Kraut- u. Blattdrogen bei Blühbeginn, desgl. Blütendrogen; Ätherischöldrogen früh morgens.
5. An den Fundorten eine Anzahl Pflanzen stehen lassen
6. Pflanzen nicht ausreißen, sondern abschneiden und locker in offenen Taschen oder Papiersäcken (nicht Plastik) sammeln.
7. Reinigung, falls nötig, nur kurz in fließendem Kaltwasser.
8. Trocknung in dünner Schicht an schattigem, luftigem Ort. Drahtgestelle (Horden) sind vorteilhaft. Zeitungspapier ist ungeeignet.
9. Aufbewahrung kühl und trocken. Ätherischöl-Pflanzen nicht in Kunststoffbeuteln oder -behältern.
10. Drogenvorrat jährlich erneuern.

Wer Heilpflanzen nicht selbst sammeln kann oder will, hat die Möglichkeit des preiswerten Einkaufs qualitätsgeprüfter Drogen. Hierbei sollten Sie stets „Arzneibuchqualität" verlangen, weil es von vielen Drogen auch billigere Lebensmittelvarianten mit oft deutlich geringeren Wirkstoffgehalten gibt (z.B. Kamille, Pfefferminze, Fenchel etc.).

Die für Laien oft nicht leichte Unterscheidung zwischen einer bloß arzneiähnlichen Aufmachung eines Lebensmitteltees und einem wirklichen Arzneitee gelingt bei Beachtung der Tabelle auf Seite 94 ohne weiteres.

Neben den geläufigen deutschen Pflanzennamen wurden stets auch die wissenschaftlichen Namen aufgeführt, um genau festzulegen, welche Heilpflanze gemeint ist. Auf die Nennung des Autors der Pflanzenbeschreibung, beispielsweise Linné, wurde verzichtet.

Wichtige Fachbegriffe sind nachstehend kurz erläutert:

Keine Angst vor ein paar Worten Latein!
bulbus = Zwiebel, *cortex* = Rinde, *cum* = mit, *cum calycibus* = mit Blütenkelchen, *flos/flores* = Blüte/Blüten, *folium/folia* = Blatt/Blätter, *fructus* = Frucht, *herba* = Kraut, *lichen* = Flechte, *oleum* = Öl, *radix* = Wurzel, *rhizoma* = Wurzelstock, *semen* = Samen, *sine* = ohne, *stipites* = Stengel (Mehrzahl).

ätherische Öle sind vorwiegend flüssige Mischungen mehrerer flüchtiger (ätherischer!) Stoffe von meist angenehmem, starkem Geruch. (Grundstoffe für Einreibungen, Aromatherapie etc.). Ätherische Öle sind von fetten Ölen (z.B. Olivenöl) chemisch grundverschieden.

Alkaloide sind alkali-ähnlich (Name!) reagierende stickstoffhaltige Naturstoffe von starker Wirkung. Beispiele: Atropin, Morphin.

Aminosäuren sind die Bausteine von tierischem und pflanzlichem Eiweiß. Sie sind zum Teil lebensnotwendig (essentiell).

Blutreinigungsmittel (= *Depurativa*) haben nichts mit echter Blutreinigung (Blutwäsche, Dialyse) zu tun. Unter Blutreinigungsmittel werden volkstümlich Drogen bzw. Teegemische mit abführender und harntreibender Wirkung verstanden, von denen eine Stoffwechselanregung erwartet wird. Die Bezeichnung sollte nicht mehr gebraucht werden.

Chlorophyll ist der grüne Blattfarbstoff, eine Schlüsselsubstanz allen Lebens. Chlorophyll und der rote Blutfarbstoff sind einander sehr ähnlich.

Cumarin ist der Geruchsstoff von getrocknetem Waldmeister. Im Pflanzenreich tritt diese, den Flavonen verwandte Substanz meist an Zucker gebunden auf (Cumaringlykoside). Erst nach Abspaltung des Zuckerteils beim Welken wird der typische Geruch frei. Cumarin ist in vielen Pflanzen enthalten, beispielsweise in mehreren Gräsern (Heuduft).

Fertigarzneimittel sind im voraus hergestellte Arzneimittel. Solche Mittel werden öfters beispielhaft genannt. Eine Bevorzugung gegenüber vergleichbaren anderen Präparaten ist damit nicht beabsichtigt.

Flavone sind gefärbte (*flavus* lateinisch = gelb) Naturstoffe, die im Pflanzenreich sehr verbreitet sind. Sie verstärken u.a. die Wirkung von Vitamin C und erhöhen die Elastizität und Wanddichte der feinen Blutgefäße (Kapillaren). Flavonoide sind von Flavonen abgeleitet.

Fruchtsäuren sind – im Vergleich zu den Mineralsäuren (Salzsäure etc.) – verhältnismäßig schwache pflanzliche Säuren, zum Beispiel Äpfelsäure, Weinsäure, Zitronensäure.

Gerbstoffe verändern Eiweiß irreversibel, d.h. nicht umkehrbar (Ledergerbung). Sie wirken u.a. antibakteriell. Zusammenziehender (adstringierender) Geschmack.

Glykoside sind Naturstoffe, die aus einem Zuckerteil und einem Nichtzucker, dem sogenannten Aglykon bestehen. Nur das Aglykon hat medizinische Bedeutung.

Inulin ist ein stärkeähnliches Kohlenhydrat, welches u.a. in den Wurzeln vieler Korbblütler (z.B. Alant) vorkommt.

Invertzucker ist ein Gemisch aus Traubenzucker und Fruchtzucker. Honig ist ein natürlicher Invertzucker.

Officinalis in Verbindung mit einem wissenschaftlichen Pflanzennamen weist auf die Verwendung der Pflanze zu Heilzwecken hin. (Offizin ist der Verkaufsraum der Apotheke, offizinell = im Arzneibuch enthalten.)

Purine sind Verbindungen, die von der Harnsäure abgeleitet werden. Die bekanntesten Purine sind Coffein, Theobromin und Theophyllin. Sie sind zugleich Alkaloide.

Saponine schäumen in wässriger Lösung stark (*sapo* lateinisch = Seife), sind aber chemisch viel komplizierter zusammengesetzt als Seife. Sie sind oberflächenaktiv und können die Abwehrkraft des Körpers steigern.

Schleimdrogen enthalten quellende, viskose Stoffe, die chemisch mit den Zuckern verwandt sind.

Schmuckdrogen sind farblich auffällige, selbst meist nicht wirksame Pflanzenteile, z.B. Kornblumenblüten, mit denen der optische Eindruck von Teemischungen verbessert wird. Der Prozentgehalt an Schmuckdrogen in einem Tee ist meist gering (2-3 %).

Synergismus ist das sich gegenseitig unterstützende Zusammenwirken verschiedener Stoffe, zum Beispiel in Kamillenblüten.

vegetative Dystonie ist nicht selbst Krankheit, sondern ein oft psychisch beeinflußter Symptomenkomplex. Die Beschwerden äußern sich in Unruhe, Beklemmung, Schlafstörungen, Herzklopfen, Magendruck, feuchten Händen usw.

Vitamin F ist ein unpassender, leider noch immer verwendeter Ausdruck für hochungesättigte Fettsäuren, vor allem Linolsäure und Arachidonsäure. Man spricht besser von Essentiellen Fettsäuren.

Volksheilkundlich, volksmedizinisch, Laienmedizin sind Ausdrücke, die gebraucht werden, wenn die Anwendung der Droge auf Grund guter Erfahrungen (Erfahrungsheilkunde = Empirie), jedoch (noch) ohne ausreichende naturwissenschaftliche Beweise erfolgt.

Einführung in die Heilpflanzenkunde

Sonnenlicht, Kohlendioxid, Blattgrün (Chlorophyll) und die Fähigkeit der Pflanzen, daraus mit Hilfe von Wasser, Nährsalzen und Spurenelementen Kohlenhydrate, Eiweiß und Fette zu bilden, sind die Voraussetzung für unsere Existenz. Die ersten Schritte dieser vielstufigen Reaktionsketten nennt man Photosynthese. Mit ihr beginnt der sogenannte primäre Pflanzenstoffwechsel, aus dem sich der sekundäre ableitet. Letzterem verdanken Pharmazie und Medizin wertvollste pflanzliche Arzneisubstanzen.

Angesichts des hohen Standards der heutigen Heilpflanzenkunde ist ein kurzer historischer Rückblick auf die Geschichte dieser ältesten Therapiemöglichkeit nicht nur reizvoll, sondern auch lehrreich.

Die große Bedeutung der Heilpflanzen bereits in den frühesten geschichtlichen Zeiten geht allein schon daraus hervor, daß mit die ersten schriftlichen Überlieferungen aus dem alten Ägypten (Papyrus Ebers) und China hierüber berichten. Manche der hier genannten Pflanzen, wie der Medizinal-Rhabarber, sind über 5000 Jahre hinweg noch heute aktuell. Viele Jahrhunderte später übernahmen die Griechen für mehr als ein halbes Jahrtausend die Führung auf dem Gebiet der Heilpflanzen und Heilkunde. Wenigstens erwähnt werden müssen Hippokrates, Aristoteles, Theophrast, Dioskurides und schließlich Galen, dem die Technik der Arzneibereitung (Galenik) wichtige Entwicklungen verdankt.

Nach dem Niedergang der römischen Zivilisation erblühte im Mittelalter die arabische Medizin. Avicenna mag stellvertretend für viele berühmte Ärzte jener Zeit genannt sein. Aus unserem Kulturkreis erlangte Karl der Große Bedeutung durch seine Landgüterordnung (Capitulare de villis), in welcher der Anbau von Heil- und Gewürzpflanzen angeordnet wurde. Ein weiterer deutscher Kaiser – Friedrich II. – nahm Einfluß auf die künftige Entwicklung der Pflanzenheilkunde, indem er 1231 für seinen großen Herrschaftsbereich den Apothekerberuf schuf. Mit Paracelsus, einem Verfechter der altertümlichen, die Forschung hemmenden Signaturenlehre, soll der kleine geschichtliche Streifzug beendet werden.

Heute, nach mehrtausendjähriger Tradition, steht die Behandlung mit Heilpflanzen nicht am Ende ihrer Entwicklung, sondern in einer erfolgreichen neuen Phase. Sie wurde unter anderem durch die modernen Labormethoden wie Chromatographie, Isotopentechnik und Photometrie möglich. Von den derzeit auf der Erde lebenden rund 400.000 Pflanzenarten (nach anderen Quellen etwa 600.000), sind noch viele nicht näher untersucht.

Aufgrund der in kurzen Zeitabständen in der Fachliteratur veröffentlichten Entdeckungen neuer Pflanzenwirkstoffe (z.B. das Antikrebsmittel Taxol aus der Pazifischen Eibe) darf die Zukunft der Heilpflanzenkunde optimi-

stisch beurteilt werden. Dies zugleich in einem erweiterten, forschungs-
bezogenen Sinn: Naturstoffe dienen nämlich auch als Modellsubstanzen
für wichtige Arzneistoffe (z.B. Cocain für örtliche Betäubungsmittel) oder
als Ausgangsmaterial für teilsynthetische Arzneimittel.

Die heutige Bedeutung der Heilpflanzen beruht zu einem wesentlichen
Teil auf ihrer Verwendung in Fertigarzneimitteln. So sind in der Bundesre-
publik Deutschland viele Tausende industriell gefertigter Arzneimittel ganz
oder teilweise pflanzlichen Ursprungs. In anderen Ländern ist die Situation ähnlich. Realistische Schätzungen gehen davon aus, daß weltweit
fast ein Drittel des Pharma-Marktes auf biogenen Arzneistoffen basiert.

Dieser Erfolg kommt nicht von ungefähr und er bedarf der Erläuterung.
Zunächst einmal muß festgestellt werden, daß die Pflanzenheilkunde hi-
storisch bedingten Ballast abgeworfen hat und zum Teil auch berichtigt
wurde. Man kann diesen Schrumpfvorgang durch den Vergleich älterer
Arzneibücher mit deren neuen Ausgaben deutlich feststellen.

Manche Heilpflanze ist bei uns nur noch im offiziösen Deutschen Arznei-
mittel-Codex, einem Ergänzungsbuch zum offiziellen Arzneibuch, aufgeführt, ohne deshalb von vornherein weniger wirksam zu sein als dort ver-
bliebene. Die Rationalisierung hat auch hier ihre Opfer gefordert, beispielsweise bei der großen Zahl der verdauungsfördernden Bittermittel.
Heilpflanzen, die in den heutigen Arzneibüchern beschrieben sind, verdie-
nen auf jeden Fall das Vertrauen von Arzt und Patient. Und das aus folgenden Gründen:

1. Die Inhaltsstoffe dieser ausgewählten Heilpflanzen sind weitgehend er-
forscht und somit in ihrer chemischen Beschaffenheit aufgeklärt.

2. Es ist nun möglich, auch pflanzliche Zubereitungen zu standardisieren,
das heißt, wenigstens den H a u p twirkstoff auf gleichbleibende Wirkung
einzustellen. Hiermit ist eine wesentliche und berechtigte ärztliche Abnei-
gung gegen die früher ungleichmäßig wirkenden pflanzlichen Arzneimittel
gegenstandslos geworden.

3. Nicht nur die Wirkungen der Heilpflanzen sind jetzt weithin bekannt,
sondern infolge der oft jahrhundertelangen Anwendung auch ihre Nebenwirkungen, darunter auch erst in neuerer Zeit erkannte. Insofern ist es un-
zulässig, »rein pflanzlich« und »natürlich« gleichzusetzen mit »nebenwirkungsfrei«, wie die Werbung manchmal behauptet.

4. Nebenwirkungen fallen auf diesem Gebiet aber dennoch im allgemeinen (wichtige Ausnahme: Abführdrogen) nicht ins Gewicht, sofern man
die Pflanzenheilkunde auf den engeren Bereich der Selbstmedikation be-
schränkt.

5. Mit der Anwendung von Heilpflanzen werden dem Patienten natürliche

Kombinationen aus Haupt- und Nebenwirkstoffen angeboten, die sich zusammen mit Begleitstoffen nicht selten gegenseitig ergänzen. Beispielsweise ist ein standardisierter Faulbaumrindenextrakt in seiner milden Gesamtwirkung dem reinen Hauptwirkstoff Glukofrangulin vorzuziehen. Auch ein sachgerecht hergestellter alkoholischer Kamillenvollextrakt enthält mit Proazulen, Matrizin, Bisabololen, Dicycloäther und mehreren Begleitflavonoiden ein solches wirkungssteigerndes System mit entzündungswidrig-krampflösender Wirkung (Synergismus). Dagegen sollte man den Begriff »Potenzierung« als Ausdruck für ein mehr als additives Zusammenwirken der einzelnen Drogenbestandteile nur begründet gebrauchen (z.B. Scopolamin und Morphin).

Die Heilpflanze ist im Rahmen ihrer Möglichkeiten ein Konkurrent der synthetischen Arzneistoffe, und zwar auch in wirtschaftlicher Hinsicht. Es soll daher auch etwas zur Drogengewinnung gesagt werden. Im Vordergrund steht der feldmäßige Anbau, denn die Heilpflanzen k u l t u r bietet gegenüber der mengenmäßig ohnehin oft unzureichenden W i l d sammlung folgende Vorteile:

1. Man kann durch Züchtung hochwertige Rassen einsetzen, z.B. in bezug auf den Alkaloid- oder den Glykosid-Gehalt.
2. Feldmäßiger Anbau schließt Verwechslung und weitgehend auch Verunreinigung aus. Die Pflanzenkulturen sollen nicht in der Nähe stark befahrener Straßen liegen. Pflanzenschutz- und Schädlingsbekämpfungsmittel sind verboten, dagegen bestehen gegen vollwertige Kunstdünger keine Bedenken.
3. Der Anstieg des Wirkstoffgehaltes kann im Laufe der Vegetationsperiode laufend überwacht und die Ernte zum bestmöglichen Zeitpunkt vorgenommen werden.
4. Der tonnenweise Ertrag macht lückenlose Prüfungen auf Pestizide, Schwermetalle, Pflanzenschutzmittel etc. und die industrielle Weiterverarbeitung wie Reinigung, schonende Trocknung, Schnitt und Extraktion möglich und rentabel. Zur Bekämpfung lebender Schädlinge sind nur physikalische Methoden erlaubt (hoher Druck in CO_2-Atmosphäre, Tiefkühlung).
5. Durch die gleichartige Behandlung einheitlicher Rassen ergeben sich nur geringe Schwankungen der Wirkstoffgehalte.

Welches sind nun die Möglichkeiten und Anwendungsgebiete der Heilpflanzen? Die Beantwortung dieser Frage hängt ab von dem, was sie an Wirkstoffen anzubieten haben. Das ist nicht wenig und wird in etwa umfaßt durch die Begriffe **ätherische Öle, Alkaloide, Antibiotika, Bitterstoffe, Gerbstoffe, Glykoside (Untergruppen: Anthra-, Flavonoid-, Digitalisglykoside, Saponine), Pflanzenenzyme, Purine (Coffein), Vitamine etc.** Manche Pflanzengruppen sind als Lieferanten dieser Wirkstoffkategorien besonders prädestiniert, so die Pilze für viele Antibiotika, auf die hier jedoch nicht eingegangen werden soll.
Ätherische Öle werden unter anderem von den Nadelhölzern (Latschen-

kiefer), den Lippenblütlern (Pfefferminze), den Doldengewächsen (Fenchel), den Kreuzblütlern (Senf), den Lauraceen (Lorbeer), den Rautengewächsen (Citrusarten) und den Myrtaceen (Eukalyptus) gebildet und stehen durch Wasserdampfdestillation oder Extraktion in reiner Form zur Verfügung.

Alkaloide werden bevorzugt entwickelt in der Pflanzenfamilie der Mohngewächse, bei den Nachtschattengewächsen (Tollkirsche), den Hundstodgewächsen (Rauwolfia), den Rubiaceen (Ipecacuanha) etc. Bitterstoffe sind ein Charakteristikum der Enziangewächse (Tausendgüldenkraut), kommen aber auch unter anderem bei den Korbblütlern (Wermut) vor. Gerbstoffe werden geliefert von den Buchengewächsen (Eiche), Hamamelidaceen (Hamamelis), Rosengewächsen (Tormentill) und anderen.

Auch pflanzliche Abführmittel sind in den unterschiedlichsten Familien zu finden, so bei den Wolfsmilchgewächsen (Rizinus), den Caesalpiniaceen (Senna), den Rhamnaceen (Faulbaum), den Liliaceen (Aloe), den Knöterichgewächsen (Rhabarber), den Berberizen (Fußblatt) und den Kürbispflanzen (Koloquinthen). Bei den herzwirksamen Pflanzen ist die Verteilung ähnlich breit. Unter den Pflanzen mit eiweißverdauenden Enzymen gewannen eine gewisse Bedeutung der Melonenbaum (Papaya, Familie der Caricaceen, Wirkstoffkomplex Papain) und die Ananas (Familie Bromeliaceen), in welcher das Bromelin gefunden wurde.

Heimische Saponinquellen sind die Schlüsselblumen aus der Familie der Primelgewächse und das Seifenkraut, welches zu den Nelkengewächsen zählt.

Sieht man einmal von den stark wirksamen pflanzlichen Substanzen wie den nur in akuten Fällen angewandten Antibiotika ab, so liegen die Haupteinsatzgebiete der Pflanzenheilkunde in der ärztlichen Allgemeinpraxis, der Kinderheilkunde, bei der Behandlung von Altersbeschwerden, bei nicht lebensbedrohlichen Fällen, der Langzeittherapie (Verträglichkeit!), in der Selbstbehandlung (Selbstmedikation) alltäglicher Unpäßlichkeiten sowie der Vorbeugung.

Eine besondere Domäne der Heilpflanzen mit einem Anteil von etwa 90 Prozent an allen einschlägigen deutschen Fertigpräparaten ist die Behandlung der Gallenleiden geblieben. Hier bewähren sich vor allem Boldoblätter, Pfefferminze, Wermut, Mariendistel, Löwenzahn, Schöllkraut, Curcuma und die verschreibungspflichtige Tollkirsche.

Weitere namhafte Heilanzeigen sind:

      Nervosität und Schlafstörungen
      Appetitmangel und Verdauungsstörungen
      Bronchitis
      Depressionen und vegetative Dystonie
      Ekzeme und andere Hautkrankheiten
      Magenschleimhautentzündung
      Nieren- und Blasenbeschwerden
      Ödeme (Wassersucht)
      Herzinsuffizienz (unzureichende Herzleistung)

arterielle und venöse Durchblutungsstörungen
Blutdruckanomalie, Kreislaufinsuffizienz
Darmträgheit
Blähungen

Bei Nervosität und Einschlafstörungen empfehlen sich Hopfen, Melisse und Passionsblume sowie bevorzugt Baldrianwurzeln, die durch Valepotriate bzw. Baldrinale und ätherisches Öl beruhigen. Vom Baldrian sollte man industriell hergestellte Präparate verwenden, da dessen Wirkstoffe zum Teil recht empfindlich sind und schonender Bearbeitung bedürfen. Richtig hergestellte Baldriantinktur ist aber auch wirksam, nur muß sie erheblich höher dosiert werden als allgemein üblich. Statt 20 Tropfen muß wenigstens 1/2 Teelöffel voll Tinktur, also die etwa dreifache Menge vom Erwachsenen genommen werden. Es ist klar, daß die streßbedingte Nervosität und Schlaflosigkeit des heutigen Menschen mit diesen vier milden Drogen nicht völlig beherrscht werden können. Andererseits ist es oft möglich, mit solchen nebenwirkungsfreien pflanzlichen Mitteln den Konsum an nebenwirkungsbehafteten synthetischen Tranquilizern einzuschränken, und das scheint angesichts des nicht nur in Deutschland ungemein großen Verbrauchs dringend geboten. Zumindest sollte der Spareffekt mittels der harmlosen Pflanzenmittel probiert werden. Aussichtsreich bei (Prüfungs-) Angst- und Unruhezuständen sind die Wirkstoffe des Kava-Kava-Wurzelstockes.

Zur Behandlung der Bronchitis ist das Angebot aus dem Heilpflanzen-Bereich besonders reichhaltig. An Schleimdrogen sind wichtig Königskerze, Eibisch und Malve. Bei trockenem Husten fördern den Auswurf die erwähnten heimischen saponinhaltigen Wurzeldrogen von Schlüsselblume, Seifenkraut und die importierte Senegawurzel. Antibakteriell wirken Ätherischöldrogen, voran Thymian, Fenchel, Eukalyptus und Latschenkiefer. Die flüchtigen Öle dieser und anderer Pflanzen durchdringen die Haut nachweislich. Ihre äußerliche Anwendung in Form von Husteneinreibungen und Arzneibädern ist daher genauso angezeigt wie die innerliche. In beiden Fällen werden Bestandteile der ätherischen Öle über die Bronchien aus dem Körper ausgeschieden und können hier ihre schleimlösende und auswurffördernde Wirkung entfalten. Allgemein gültiger Rat bei Husten: **Viel** trinken.

Bei Depressionen und vegetativer Dystonie bewährt sich der rote Fluoreszenzfarbstoff Hypericin, den man mit Olivenöl unter Belichtung aus den frischen Blüten des Johanniskrautes gewinnen kann. Ähnlich und zugleich entspannend wirken die Valepotriate aus Mexikanischem Baldrian.

Ekzeme und andere Hautkrankheiten sprechen nicht selten günstig an auf Gerbstoffdrogen wie Eichenrinde und Tormentillwurzel. Chancenreich sind auch Kamillenzubereitungen infolge der erwähnten entzündungshemmenden Blütenbestandteile.

Die vielseitige Kamille ist auch durchaus nicht nur ein Hausmittel bei Magenschleimhautentzündung. Kombinationspräparate mit Pfefferminze, Schafgarbe, Süßholz und anderen Drogen sind in Dutzenden von Fertigarzneimitteln im Handel.

Leichtere Nieren- und Blasenbeschwerden können mit Bucco- und besonders Bärentraubenblättern angegangen werden. Öfters in Teemischungen anzutreffen ist auch das Bruchkraut, in welchem u.a. ein Cumarinabkömmlung enthalten ist. Harntreibende Drogen sind in erster Linie Wacholderbeeren, deren Angriffspunkt direkt am Nierengewebe liegt. Sie sind ein Nierenreizmittel und dürfen daher bei Nierenkrankheiten nicht angewendet werden. Schwächer wirken Liebstöckelwurzel, Petersilienwurzel, Goldrutenkraut, Hauhechelwurzel, Birkenblätter und Schachtelhalmkraut (= Zinnkraut). An der Wirkung ist die erhöhte Flüssigkeitszufuhr mit beteiligt. Bei Wasseransammlungen infolge eingeschränkter Herz- oder Nierentätigkeit sind diese harntreibenden Drogen nicht gestattet.

Unzureichende Herzleistung (z.B. sogenanntes Altersherz) wird behandelt mit dem milden Herzgespannkraut, häufiger mit dem jetzt auch klinisch gut untersuchten flavonhaltigen Weißdorn, der sich für die Langzeitbehandlung anbietet. Fingerhut und Strophanthus sollen hier außer Betracht bleiben, weil Arzt und Patient unter pflanzlichen Arzneimitteln im allgemeinen solche mit leichterer Wirkung verstehen.

Eine glykosidische Flavonpflanze ist auch der eigenartig urtümliche Ginkgobaum, welcher trotz fächerförmiger Blätter verwandtschaftlich den Nadelhölzern näher steht als den Laubbäumen. Die Ginkgo-Flavone werden zur Linderung arterieller Durchblutungsstörungen herangezogen (Hirnleistungsstörungen, Raucherbein).

Bluthochdruck (Hypertonie) wurde nach dem Zweiten Weltkrieg auch bei uns mit der im Himalaja heimischen Rauwolfia (Schlangenwurz) behandelt. Mehrere beobachtete Nebenwirkungen verschlechterten jedoch die Relation Nutzen/Risiko. Deshalb ist die Rolle der Rauwolfia in der westlichen Medizin praktisch beendet. Bei der Mistel ist es ähnlich. Hier wurden zwar keine schwerwiegenden Risiken festgestellt, aber auch kein überzeugender Nutzen. Lediglich zur Linderung der Begleitbeschwerden der Hypertonie (Kopfdruck) wird die Mistel als unterstützendes Begleitmittel noch eingesetzt (und als Gewebereizmittel bei Arthrose und Tumoren). Milde Effekte bei Bluthochdruck können von Olivenblättern, Knoblauch und Weißdorn erwartet werden.

Kreislaufstörungen werden therapiert mit den in der Wirkung einander ähnelnden sog. Purinen Coffein, Theobromin und Theophyllin. Außerdem wird hier und (abgewandelt) als Appetitzügler der Pflanzenwirkstoff Ephedrin verwendet. Purindrogen sind u. a. Mate, Schwarztee und Kakaoschalen.

Verhältnismäßig groß ist die Auswahl an pflanzlichen Abführmitteln. Reine Dickdarm-Wirkung haben Aloe, Faulbaum, Senna und Rhabarber. Rizinusöl – Dosis für Erwachsene 1 Eßlöffel voll – beeinflußt den Dünndarm. Bei längerem Gebrauch dieser und auch aller synthetischen Abführmittel sollte man zwischendurch immer wieder einen Versuch zur »Darmerziehung« mit geschrotetem Leinsamen, Flohsamen oder Weizenkleie unternehmen. Leinsamen schafft durch Quellung, Pflanzenschleim, ungesättigte Fettsäuren und unverdauliche Schalenbestandteile (Rohfaser, Ballaststoffe) gute Bedingungen für eine naturgemäße Darmentleerung. Blähungen werden nach wie vor vielfach pflanzlich kuriert. Kümmel, Fenchel, Koriander, Dill, Majoran, Cardamom, Gewürznelken, Basilikum, Kamille, Pfefferminze und Wermut sind in unterschiedlichen Kombinationen in zahlreichen Fertigpräparaten zu finden.

Venöse Durchblutungsstörungen und ihre Folgen sprechen an auf Gerbstoffdrogen, Arnika, Roßkastanienextrakt und Auszüge aus dem Steinklee.

Mit dieser kurzen Beleuchtung wichtiger Einsatzgebiete für Heilpflanzen sind deren Möglichkeiten durchaus noch nicht erschöpft, aber doch in groben Umrissen abgesteckt. Pflanzliche Heilmittel sind – entgegen verbreiteter Meinung – nicht automatisch zugleich Homöopathica, sondern – wissenschaftlich ausgedrückt – Phytotherapeutica (oder Phytopharmaka) und als solche eigentlich Teil der Schulmedizin (Allopathie).

Es darf nicht vergessen werden, daß bei Benutzung pflanzlicher Mittel genauso chemische Substanzen angewandt werden wie beim Einsatz synthetischer Stoffe, allerdings häufig in naturbelassenen Kombinationen von Haupt- und Nebenwirkstoffen samt Begleitstoffen, was oft genug Vorteile wenigstens bezüglich der Verträglichkeit bringen kann.

Die moderne Pflanzenheilkunde ist frei von weltanschaulichen Aspekten und rein naturwissenschaftlich zu bewerten. Sie muß deshalb auch getrennt von der Anthroposophie gesehen werden, selbst wenn die Ausgangsstoffe teilweise die gleichen sind.

Die vorliegende Broschüre soll dem Leser einen ehrlichen Einblick in die Pflanzenheilkunde (Phytotherapie) vermitteln. Deshalb werden auch Nebenwirkungen und unsichere Wirkungen offen mitgeteilt, denn vor diesem Hintergrund stellen sich die wirklichen Möglichkeiten der Heilpflanzen nach bestem Wissen (Irrtum vorbehalten) desto klarer dar. Ein Fachgremium, die sogenannte Kommission E, hat in jahrelanger Arbeit zahlreiche wissenschaftlich abgesicherte Drogen-Monografien erstellt. Außerdem wurden vom Bundesgesundheitsministerium bis jetzt rund 80 Drogen-Standardzulassungen mit ausführlichen Packungstexten veröffentlicht. Beides hat wesentlich zur medizinisch begründeten Heilpflanzenanwendung beigetragen.

Zur Erstellung der Heilpflanzenmanuskripte wurden u. a. folgende Unterlagen mit zu Rate gezogen:

Braun/Frohne: Heilpflanzenlexikon (1987)
Czygan: Biogene Arzneistoffe (1984)
Deutsches Arzneibuch 10. Ausgabe 1992
Geßner-Orzechowsky: Die Gift- und Arzneipflanzen von Mitteleuropa (1974)
Hänsel: Pharmazeutische Biologie (1980)
Hagers Handbuch der Pharmazeutischen Praxis (1967-1977 und ab 1992)
Hoppe: Drogenkunde, Band 1 (1975)
Hunnius: Pharmazeutisches Wörterbuch
Polunin: Pflanzen Europas (1971)
Schneider: Pharmazeutische Biologie (1975)

Schilcher: Phytotherapie i. d. Kinderheilkunde (1991)
Steinegger/Hänsel: Lehrbuch der Pharmakognosie (1972)
Strasburger: Lehrbuch der Botanik (1978)
Wagner: Pharmazeutische Biologie (1993)
Weiss: Lehrbuch der Phytotherapie (1985)
Wichtl (Hrsg.): Teedrogen (1989)
Weiss/Czygan: Zeitschrift für Phytotherapie
Auch ein paar eigene Erfahrungen aus langjährigem Umgang mit Heilpflanzen in Forschung und Verarbeitung wurden mitverwertet.

Heilpflanzen-Alphabet

Alantwurzel
Helenii radix = Radix Helenii

Heilanzeigen: Reizhusten, Auswurfförderung.

Zubereitung/Anwendung: 1 Teelöffel fein geschnittene Droge auf 1 große Tasse kochendes Wasser. 10 Minuten bedeckt ziehen lassen. Vor und zu den Mahlzeiten 1 Tasse trinken.

Inhaltsstoffe: Alantolactone (Bitterstoffe), die auch als Alantkampfer oder Helenin bekannt sind.

Herkunft: Heimat Kleinasien bis Zentralasien. Anbau in Deutschland, Holland, auf dem Balkan.

Botanik: Deutscher Name: Alant, wissenschaftlicher Name: Inula helenium, Familie: Korbblütler. Mannshohe kräftige Pflanze mit auffälligen gelben Blütenköpfen und großen, unterseits behaarten Blättern. Der starke Wurzelstock (Rhizom) hat einen aromatischen Geruch. Er enthält viel Inulin, ein dem Fruchtzucker ähnliches Kohlenhydrat.

Anmerkung: Wegen nicht ausreichender Belege für die Wirksamkeit, möglicher Kontaktallergien und Schleimhautreizungen ist die Droge nur mit Vorbehalten verwendbar.

Alexandrinertee
siehe Sennesblätter

Aloëtrockensaft, Aloëfrischsaft
Aloe capensis (Kap-Aloe), Aloe barbadensis = vera (Curaçao-Aloe)

Der stark **eingedickte** Blattsaft verschiedener Aloearten (v.a. A. ferox u. A. barbadensis) ist ein dickdarmwirksames Abführmittel. Dosis: 0,1 bis 0,2 g nur in Fertigarzneimitteln, da der sehr bittere Geschmack die Nutzung als Tee ausschließt. Die starke Wirkung beruht hauptsächlich auf dem Aloingehalt. Anwendungsbeschränkungen s. Sennesblätter S. 63. Der viskose **frische** Preßsaft aus dem Blattinneren von Aloe vera ist ein medizinisches Kosmetikum, weil bei diesem Naturgel feuchtigkeitsspendende, antibakterielle und entzündungswidrige (Sonnenbrand) Eigenschaften erkannt wurden. In den USA und Fernost spielt der Saft auch als Getränk eine Rolle.

Andornkraut
Marrubii herba = Herba Marrubii

Heilanzeigen: Trockener Husten, Appetitmangel, Anregung der Gallenproduktion, Völlegefühl, ferner äußerlich bei schlecht heilenden Wunden.

Zubereitung/Anwendung: 1 gehäuften Eßlöffel voll mit 2 großen Tassen Wasser übergießen, bedeckt zum Kochen erhitzen und warm abseihen.

Innerliche Anwendung: Bei Husten 3mal tägl. 1 mit Honig gesüßte Tasse Tee warm trinken, bei Gallenbeschwerden ungesüßt vor den Mahlzeiten.

Äußerliche Anwendung: Die warme Abkochung entweder unmittelbar als Bademittel verwenden, z.B. bei Wunden an Hand und Fuß, oder Verbandmull damit tränken für Umschläge.

Inhaltsstoffe: Ca. 7 % Gerbstoffe, Bitterstoffe (v.a. Marrubiin).

Herkunft: Mittelmeerländer, Asien, Amerika; feldmäßiger Anbau.

Botanik: Deutsche Namen: Andorn, Weißer Dorant, wissenschaftlicher Name: Marrubium vulgare, Familie: Lippenblütler. Kniehohes, weiß blühendes Kraut von bitterem Geschmack. In Blatt- und Blütenbau sowie dem Gesamteindruck der verwandten Weißen Taubnessel ähnlich.

Angelikawurzel *Angelicae radix = Radix Angelicae*

Heilanzeigen: Appetitmangel, Völlegefühl, Blähungen, Erhöhung der Harnproduktion.
Bei Anwendung längere Sonnenbäder und UV-Bestrahlung meiden.

Zubereitung/Anwendung: 1 gehäuften Teelöffel voll fein geschnittener Droge in 1 großen Tasse mit kochendem Wasser überbrühen und bedeckt 10 Min. ziehen lassen. Bei Appetitmangel mit Honig gesüßt vor den Mahlzeiten 1 Tasse warm trinken, bei Blähungen etc. ungesüßt.
Angelikawurzel ist wichtiger Bestandteil von Magenlikören (z.B. Benediktiner, Boonekamp und Chartreuselikör).

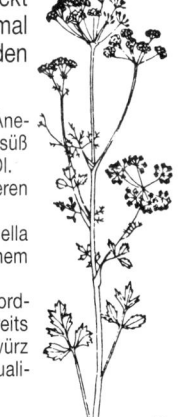

Inhaltsstoffe: Etwa 0,5 % ätherisches Öl von feinem Aroma, Xanthotoxin, Imperatorin, Umbelliferon, Bitterstoff etc. Die Droge ist ein typisches aromatisches Bittermittel.
Herkunft: Europa, Westrußland. Die Handelsware kommt meist aus Holland und Polen. Anbau auch in Unterfranken und Thüringen. Wild an feuchten Standorten.
Botanik: Deutsche Namen: Angelika, Engelwurz, wissenschaftlicher Name: Angelica archangelica, Familie: Doldengewächse. Bis schulterhohe auffallende Pflanze mit daumenstarkem hohlem Stengel, doppelt gefiederten Blättern und hell grüngelben halbkugelligen Blütenständen.
Die in allen Teilen aromatisch (ähnlich Benediktinerlikör) duftende Pflanze wird erst seit dem 16. Jahrhundert bei uns verwendet. Den alten Griechen und Römern war sie unbekannt, da sie im Süden nicht wächst.
Der Engelwurz ähnlich ist die bei uns häufigere **Waldengelwurz** oder Brustwurz (Angelica sylvestris).

Anisfrüchte *Anisi fructus = Fructus Anisi*

Heilanzeigen: Bei Husten krampflösend und gut schleimverflüssigend, zur Milchbildung bei stillenden Müttern, außerdem – gemischt mit gleichen Teilen Kümmel und Fenchel – bei Blähungen.

Zubereitung/Anwendung: 1 gehäuften Teelöffel voll in 1 Tasse leicht zerdrücken, mit kochendem Wasser überbrühen und bedeckt 10 Min. ziehen lassen. Bei Husten mit Honig gesüßt 3mal täglich gut warm trinken. Bei Blähungen ungesüßt zu den Mahlzeiten trinken.

Inhaltsstoffe: Etwa 3 % ätherisches Öl mit dem Hauptbestandteil Anethol, welches den charakteristischen Geruch verleiht und süß schmeckt. Sternanis (s. Seite 66) enthält bis zu 10 % ätherisches Öl.
Herkunft: Heimat Asien, Anbau in Deutschland und vielen wärmeren Ländern.
Botanik: Deutscher Name: Anis, wissenschaftlicher Name: Pimpinella anisum, Familie: Doldengewächse. Kniehohe Pflanze von typischem Geruch mit kleinen weißen Blüten.
Anmerkung: Schon Karl der Große empfahl in seiner Landgüterordnung (Capitulare de villis) den Anis zum Anbau. Anis war sogar bereits bei den alten Ägyptern, Griechen und Römern als Arznei und Gewürz beliebt. Noch heute liefern Italien und Spanien gehaltreiche Anisqualitäten. Ein bekannter Anisschnaps ist der griechische Ouzo.

Anserinenkraut, Gänsefingerkraut

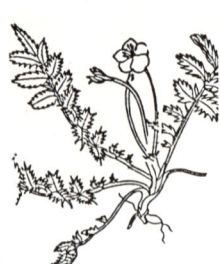

Potentillae anserinae herba = Herba Anserinae

Die Droge enthält mit etwa 5 % zwar in nennenswerter Menge Gerbstoff und ihr Teeaufguß kann deshalb z.B. als Gurgel- und leichtes Durchfallmittel verwenden werden. Da es aber eine Reihe von Drogen mit höherem Gerbstoffgehalt gibt (Hamamelisblätter, Tormentillwurzel, Ratanhiawurzel, Salbeiblätter, letztere zusätzliche mit ätherischem Öl), ist Anserine (Potentilla anserina) von nachgeordneter Bedeutung. Die leicht krampflösende Wirkung kann bei Monatsbeschwerden nützen.

Arnikablüten

Arnicae flos = Flores Arnicae

Heilanzeigen: Äußerlich bei Blutergüssen, Quetschungen, Entzündungen, Zerrungen, schlecht heilenden Wunden, rheumatischen Muskel- und Gelenkbeschwerden, Furunkulose, oberflächennaher Venenentzündung. Die **innerliche** Anwendung sollte unterbleiben.

Zubereitung/Anwendung: 1 Teil getrocknete Arnikablüten mit 12 Teilen Kornschnaps in einer Weithalsflasche ansetzen und unter öfterem Umschütteln 10 Tage stehen lassen. Dann durch ein Taschentuch abgießen und die Blüten darin auspressen. Statt Kornschnaps ist auch ein in gleicher Weise bereiteter Auszug mit dem preiswerten Isopropylalkohol, dem man die gleiche Menge Leitungswasser zugesetzt hat, geeignet. Arnikatinktur gibt es auch offen in der Apotheke. Sie ist gehaltreicher.
Umschläge: Entweder: 2 Teelöffel voll Tinktur auf 1 Tasse abgekochtes, bedeckt ausgekühltes Wasser. Mit dieser Verdünnung Kompresse tränken. Oder: 1 gehäuften Teelöffel Blüten pro Tasse überbrühen. Nach dem Abseihen Kompresse eintauchen.

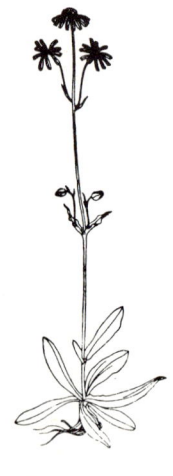

Inhaltsstoffe: Etwa 0,2 % ätherisches Öl, Bitterstoffkomplex, Flavonoide, Procyanidine und als Hauptwirkstoffe Helenalin und dessen Abkömmlinge.
Herkunft: Höhere Lagen Mittel- und Südeuropas, Nordamerika etc.
Botanik: Deutsche Namen: Arnika, Bergwohlverleih, wissenschaftlicher Name: Arnica montana, Familie: Korbblütler. Kniehohe Pflanze mit schönen orangegelben Blütenständen und längsnervigen glatten Blättern, die sich paarweise gegenüber stehen. Arnika ist geschützt (siehe Seite 95).
Das Deutsche Arzneibuch enthält zusätzlich die gleichwertige **Arnica chamissonis,** Unterart foliosa. Die reichblütige Verwandte des Bergwohlverleihs kann leichter feldmäßig angebaut werden.
Anmerkung: Arnika und eine Reihe anderer Korbblütler, darunter weitere Heilpflanzen (z.B. Benediktenkraut, Goldrute, Schafgarbe) können allergische Reaktionen auslösen. Diese Nebenwirkung kann bei dem Fertigarzneimittel **Arnika-Kneipp-Salbe** praktisch nicht auftreten, da hier der ölige Auszug einer speziellen Arnikasorte eingesetzt wird.

Artischockenblätter *Cynarae folium = Folia Cynarae*

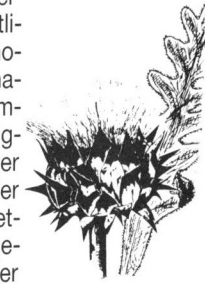

werden bei Verdauungsstörungen, Galle- und Lebererkrankungen gebraucht. Die Hauptinhaltsstoffe der stattlichen Distel (Cynara scolymus) sind neben Flavonoiden das Cynarin und das ungewöhnlich bittere Cynaropikrin. Cynarin stimuliert – wahrscheinlich zusammen mit Cynaropikrin – die Leberfunktionen. Fertigarzneimittel: Cynarix, Cynarzym. Artischockenblätter können auch als Teeaufguß nützen, jedoch setzt der hohe Bitterstoffgehalt eine Dosierungsgrenze bei etwa 1/2 Teelöffel pro Tasse. Die Droge soll nicht angewendet werden bei Gallensteinen und Verschluß der Gallenwege. Artischocken als Gemüse haben einen eigenartigen Begleiteffekt: Nach ihrem Genuß wird der Geschmackssinn so verändert, daß gewöhnliches Wasser süß schmeckt.

Augentrostkraut *Euphrasiae herba = Herba Euphrasiae*

Heilanzeigen: Volksmedizinisch bei Lidrandentzündung, Gerstenkorn, Selbstbehandlung nur bei leichten Beschwerden ratsam. Die Wirksamkeit ist wissenschaftlich noch nicht hinreichend belegt.

Zubereitung/Anwendung: 1 Teelöffel Schnittdroge und 1 Prise Kochsalz mit 1 Tasse Wasser kurz aufkochen und heiß abseihen. Mit dem heißen Absud Kompressen für Augenumschläge tränken. Empfehlenswerter ist eine Abkochung aus gleichen Teilen Augentrostkraut, Kamillenblüten und Fenchelfrüchten. Abkochung täglich frisch bereiten!

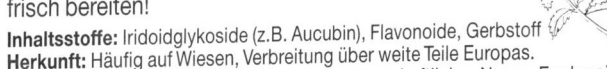

Inhaltsstoffe: Iridoidglykoside (z.B. Aucubin), Flavonoide, Gerbstoff
Herkunft: Häufig auf Wiesen, Verbreitung über weite Teile Europas.
Botanik: Deutscher Name: Augentrost, wissenschaftlicher Name: Euphrasia officinalis (Sammelbezeichnung), Familie: Rachenblütler. Handspannenhohe, mehrfach verzweigte Halbschmarotzerpflanze mit blaustreifigen gelbweißen Blüten.
Anmerkung: Als Halbschmarotzer bezeichnet man Pflanzen, die durch ihren Chlorophyllgehalt zwar Stärke etc. bilden, aber infolge verkümmerter eigener Wurzeln andere Pflanzen zur Nährsalz- und Stickstoffversorgung „anzapfen". Bekanntestes Beispiel ist die Mistel.

Bärentraubenblätter *Uvae ursi folium = Folia Uvae Ursi*

Heilanzeigen: Leichtere Fälle von Nieren- und Blasenentzündung (volkstümlich Blasenkatarrh), auch zusätzlich zu synthetischen Arzneimitteln. Die Droge ist n i c h t harntreibend. Wichtig für die Wirkung ist, daß der Harn leicht alkalisch reagiert. Der reichliche Genuß von pflanzlicher Nahrung (auch Obst) fördert die Harnkalisierung. Mit Speise-Natron (1/2 Teelöffel voll auf 1 Tasse) gelingt die Alkalisierung einfacher und vor allem schneller. Der Naturstoff Natron (Natriumhydrogencarbonat, Bullrich-Salz) ist Bestandteil vieler Mineralwässer.

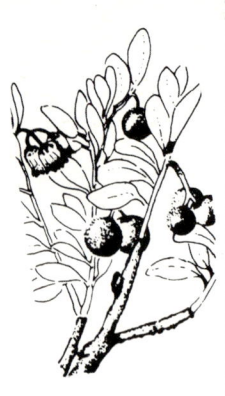

Zubereitung/Anwendung: 2 Eßlöffel voll geschnittener Droge einige Stunden mit 3/4 Liter **Kaltwasser** ansetzen, abseihen und bedeckt kurz zum Sieden erhitzen. Über den Tag verteilt 3-4 Tassen trinken. Nicht bei Kindern unter 12 Jahren, während Schwangerschaft und Stillzeit und nicht langfristig anwenden.

Inhaltsstoffe: Die Glykoside Arbutin und Methylarbutin, aus welchen im alkalischen Urin Hydrochinon und andere phenolische Substanzen entstehen; ferner Flavonoide und viel Gerbstoff, der beim oben beschriebenen Kaltansatz kaum in den Auszug gelangt.

Herkunft: Skandinavien, Norddeutschland, Alpen, Italien, Spanien. Wildsammlung.

Botanik: Deutscher Name: Bärentraube, wissenschaftlicher Name: Arctostaphylos uva-ursi, Familie: Erikagewächse. Immergrüner, dem Boden anliegender kleiner Strauch mit lederigen Blättern, weißen Blüten und roten Früchten. Bärentraube ist verwandt mit der ähnlich wirkenden Preiselbeere (s. dort).

Bärlauch siehe Knoblauch

Baldrianwurzel

Valerianae radix = Radix Valerianae

Heilanzeigen: Unruhe, Erregungszustände, Mißstimmung, nervöse Einschlafstörungen, nervöse Herzbeschwerden, vegetative Dystonie.

Zubereitung/Anwendung: Als Tee: 1 gehäuften Teelöffel mit 1 großen Tasse Wasser kalt ansetzen, bedeckt aufkochen und 10 Minuten ziehen lassen. Einfacher in der Anwendung ist die Baldriantinktur (Baldriantropfen), von welcher Erwachsene mindestens 1/2 Teelöffel voll mit Flüssigkeit verdünnt einnehmen sollen.

Empfehlenswert sind vor allem schonend hergestellte Präparate der pharmazeutischen Industrie (z.B. Baldrian Dispert), da die Wirkstoffe der Baldrianwurzel teilweise recht empfindlich sind.

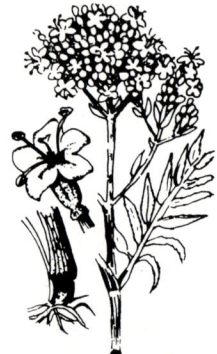

Inhaltsstoffe: Etwa 0,4 % ätherisches Öl (mit Valerensäure u. Valeranon), 1 % Valepotriate (mit 7 Valtraten und Valerosidat), wenig Alkaloide. Am gehaltreichsten bezüglich Valepotriaten ist mit über 5 % **Mexikanischer Baldrian** (Valeriana edulis). Dafür fehlen ihm jedoch andere Wirkstoffe.

Die isolierten Valepotriate der Fertigarzneimittel Valmane und Baldrisedon werden gegen Angstzustände und Konzentrationsschwäche verwendet. Sie stabilisieren das „innere Gleichgewicht".

Herkunft: In Deutschland häufig an feuchten Waldrändern, Wasserläufen etc. Anbau in Unterfranken, im Harz, in Holland.

Botanik: Deutsche Namen: Baldrian, Katzenkraut, wissenschaftlicher Name: Valeriana officinalis (Sammelart), Familie Baldriangewächse. Bis über hüfthohe Pflanze mit würzigschwer duftenden rosa Blütenständen, die getrocknet manchenorts wie die Wurzel verwendet werden. Große gefiederte Blätter. Baldriankulturen ähneln Kartoffelfeldern.

Anmerkungen: Die Baldrianwirkungen beruhen offensichtlich auf dem Zusammenwirken mehrerer Inhaltsstoffe und deren Abbauprodukten wie dem Baldrinal (z.B. in der Tinktur). Auf Katzen wirkt Baldriangeruch stark erregend (Katzenkraut).

Basilikumkraut, **Basilien**kraut   *Basilici herba = Herba Basilici*

besteht aus den Blüten, Blättern und Stengeln von Basilikum. Die Pflanze gehört zur Familie der Lippenblütler und trägt den wissenschaftlichen Namen Ocimum basilicum. Das aromatisch duftende Kraut verfügt über eine bescheidene Wirkung bei Völlegefühl und Blähungen. Außerdem gilt es als milchbildend. Basilikumkraut wird am besten als geschmacksverbessernder Bestandteil von Magen- und Verdauungstees gebraucht. Größer ist seine Bedeutung als Gewürz.

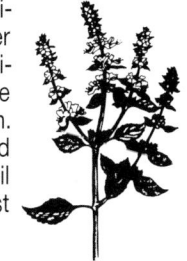

Beifußkraut   *Artemisiae herba = Herba Artemisiae*

Der Beifuß (Artemisia vulgaris) ist verwandt mit dem Wermut und diesem in Aussehen, Inhaltsstoffen und Wirkung ähnlich. Da Bitterstoffe und ätherischer Ölgehalt jedoch viel geringer sind als beim Wermut und anderen aromatischen Bitterstoffdrogen, ist der Beifuß eine Heilpflanze „zweiter Wahl". Er hat eine gewisse Bedeutung als Gewürz. Erntetermin als Würzmittel bei Blüh b e g i n n , Erntetermin als mildes Magenmittel bei Blüh e n d e .

Beinwellwurzel   *Symphyti radix = Radix Symphyti*

Heilanzeigen: Venenleiden, Blutergüsse, Zerrungen, Prellungen.
Zubereitung/Anwendung: Verwendung nur **äußerlich** auf intakter Haut. Frische Wurzel wird geschält, unter fließendem Heißwasser kurz gewaschen und im Mörser zu einem Brei zerstampft. Dieser Brei wird aufgelegt, mit Verbandmull bedeckt und mit einer Mullbinde locker befestigt. Man kann auch aus der fein geschnittenen trockenen Wurzel eine konzentrierte Abkochung bereiten: 2 Eßlöffel Droge mit 2 Tassen Wasser aufkochen und mit dem abgeseihten warmen Absud eine Mullkompresse für Umschläge tränken.

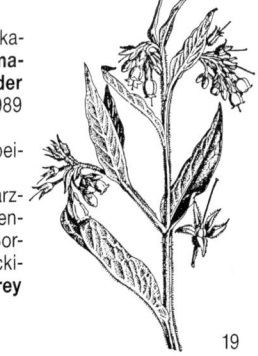

Inhaltsstoffe: Allantoïn, Pflanzenschleime, Gerbstoffe, Alkaloide. **Wegen letzteren ist die Droge nur äußerlich und maximal 6 Wochen pro Jahr anzuwenden. Nicht während der Schwangerschaft.** An der Universität Würzburg gelang 1989 die Wegzüchtung der leberschädigenden Alkaloide.
Herkunft: Europa, Sibirien, an feuchten Standorten, beispielsweise Gräben und Bachufern.
Botanik: Deutsche Namen: Beinwell, Wallwurz, Schwarzwurz (nicht zu verwechseln mit der Schwarzwurzel), wissenschaftlicher Name: Symphytum officinale, Familie: Borretschgewächse. Rauhhaarige, kniehohe Pflanze mit glockigen violetten oder weißen Blüten. Nah verwandt ist **Komfrey** (Symphytum uplandicum) mit ähnlicher Wirkung.

Benediktenkraut

Cnici benedicti herba = Herba Cardui benedicti

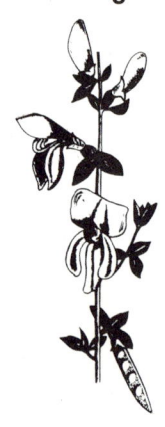

Heilanzeigen: Anregung der Magen- und Gallentätigkeit

Zubereitung/Anwendung: 1 gehäuften Teelöffel geschnittener Droge mit einer großen Tasse kaltem Wasser zum Sieden erhitzen und abseihen. Der warme Tee wird vor und zu den Hauptmahlzeiten getrunken.

Inhaltsstoffe: Wenig äther. Öl und der entzündungswidrige Bitterstoff Cnicin.
Herkunft: Heimat Mittelmeerraum, in Deutschland seit Jahrhunderten Anbau.
Botanik: Deutsche Namen: Benediktenkraut, Kardobenedikte, wissenschaftlicher Name: Cnicus benedictus, Familie: Korbblütler. Kniehohe, distelartige Pflanze mit bläulich-grünen dornigen Blättern. Die hellgelben Blütenstände sind – ähnlich den Klettenblüten – von spinnwebartigen Fäden umgeben.

Besenginsterkraut

Cytisi scoparii herba = Herba Sarothamni scoparii besteht aus holzigen grünen Stengelstücken, Blättern und gelben Blüten des in ganz Europa bis zum Ural verbreiteten mannshohen Besenginsters. Sein wissenschaftlicher Name ist Sarothamnus scoparius. Er gehört zur Familie der Schmetterlingsblütler. Die Droge enthält etwa 1 % Alkaloide, darunter vor allem Spartein. Als Heilanzeigen sind funktionelle Herz- und Kreislaufbeschwerden anerkannt. Man trinkt 3mal täglich einen Heiß-Aufguß mit 1 gestrichen vollen Teelöffel pro Tasse. Nicht während der Schwangerschaft! Besenginster wird meist weiterverarbeitet zu vorzuziehenden wirkstoffkonstanten Fertigarzneimitteln (z.B. Spartiol-Tropfen). Hausarzt fragen!

Bibernellwurzel

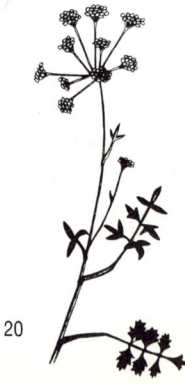

Pimpinellae radix = Radix Pimpinellae
Die Bibernelle wird auch Pimpinelle und Bockwurz genannt. Sie stammt von 2 einheimischen Bibernellearten. Ihre wissenschaftlichen Namen sind Pimpinella saxifraga und P. major (Familie Doldengewächse).
Die Droge enthält ätherisches Öl und mehrere Cumarine. Sie ist angezeigt bei Katarrhen der Atemwege, am besten als auswurffördernder Bestandteil von Hustenteemischungen, da sie allein nicht stark genug wirkt. Volksmedizinisch auch zur Förderung der Menstruation.

Birkenblätter

Betulae folium = Folia Betulae

Heilanzeigen: Durchspülung der Harnwege, Nierengrieß, vorbeugend gegen Harnsteine, volksmedizinisch zur Schwitzkur

Zubereitung/Anwendung: 1 gehäufter Eßlöffel voll Schnittdroge wird in 1 großen Tasse mit siedendem Wasser übergossen. Man seiht nach 15 Minuten ab und trinkt täglich 3 frisch bereitete Tassen zwischen den Mahlzeiten. Trotz der hohen Dosierung ist die Wirkung relativ gering.

Inhaltsstoffe: Etwa 2 % Flavonoide, wenig äther. Öl, bis zu 3 % Saponine.

Herkunft: Gemäßigtes Eurasien. Importe aus Osteuropa.

Botanik: Deutsche Namen: Hängebirke (= Weißbirke), Moorbirke. Wissenschaftliche Namen: Betula pendula (= verrucosa), Betula pubescens, Familie: Birkengewächse. Die Hängebirke ist viel häufiger und deshalb der überwiegende Drogenlieferant.

Anmerkung: Als harntreibende Droge nicht anwenden bei Wasseransammlungen (Ödeme) infolge eingeschränkter Herz- oder Nierentätigkeit.

Bitterkleeblätter

Menyanthis folium = Folia Trifolii fibrini

Heilanzeigen: Bittermittel bei Appetitmangel und Magenbeschwerden.

Zubereitung/Anwendung: Man übergießt 1 Eßlöffel voll Schnittdroge mit 1 großen Tasse Kaltwasser und erhitzt zum Sieden. Der warm abgeseihte Tee wird vor und zu den Mahlzeiten getrunken.

Inhaltsstoffe: Als Loganin bezeichneter Bitterstoff und weitere Bittersubstanzen.

Herkunft: Verbreitung über die nördliche Erdhälfte. Geschützt!

Botanik: Deutsche Namen: Bitterklee, Fieberklee, wissenschaftlicher Name: Menyanthes trifoliata, Familie: Menyanthaceae (keine Verwandtschaft mit Klee). Wasser- und Sumpfpflanze mit kriechendem Wurzelstock und dreilappigen kleeblattähnlichen Blättern (Name!).

Anmerkung: Der Name Fieberklee sollte vermieden werden, da die Droge nicht fiebersenkend wirkt.

Bittersüßstengel

Dulcamarae stipites = Stipites Dulcamarae

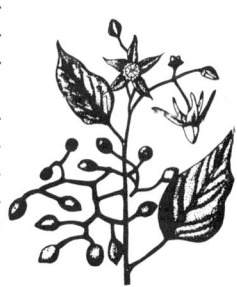

ist eine aus den Stengeln des Bittersüßen Nachtschattens (Solanum dulcamara) gewonnene Droge, die in der Volksheilkunde v.a. als sog „Blutreinigungsmittel", bei rheumatischen Beschwerden und Hautkrankheiten Verwendung findet. Die moderne Heilpflanzenkunde kennt nur noch die Heilanzeige „unterstützende Therapie bei chronischem Ekzem". 1 Teelöffel, gestrichen voll, mit kochendem Wasser überbrühen, zum Trinken und für Umschläge. Fertigarznei: Cefabene. Die roten Beeren des Bittersüßen Nachtschattens sind ebenso wie die schwarzen Beeren des Schwarzen Nachtschattens (Solanum nigrum) giftig.

Blasentang, Tang

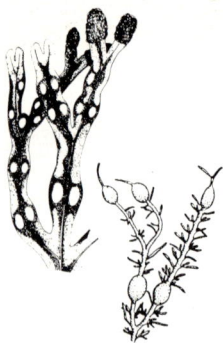

Fucus vesiculosus u. Ascophyllum nodosum

Neben Blasentang (Fucus vesiculosus) läßt das Deutsche Arzneibuch noch eine weitere Tangart zu, nämlich den Knotentang (Ascophyllum nodosum). Aus diesem Grund mußte die Bezeichnung der Droge geändert werden. Sie lautet nun einfach „Tang". Beide Wasserpflanzen sind unangenehm riechende, an den Nord- und Ostseeküsten lebende jodhaltige Braunalgen. Die Droge war früher oft Bestandteil von Entfettungstees. Wegen der Gefahr einer Schilddrüsen- und Herzschädigung sollte Tang weder in gemischten Schlankheitstees noch als Einzeldroge verwendet werden, auch nicht als „Schlankheitsbad", da hier unwirksam.

Blaubeeren   siehe Heidelbeeren

Blütenpollen, Pollen

stammen meist von buschigen Pflanzen des Mittelmeergebietes (Spanien). Die mühsame Sammelarbeit erfolgt durch Bienen. Das Ergebnis sind ca. 2 Millimeter große, kugelige „Bienenhöschen".

Pollen werden zur Kräftigung bei Schwächezuständen und Appetitlosigkeit empfohlen. Tagesdosis bis zu 2 Eßlöffel voll. Sehr sorgfältiges Zerkauen „pur" d.h. ohne Vermischen mit Joghurt o. dgl. ist wegen der relativ festen Pollenhüllen anzuraten.

Blutwurz   siehe Tormentillwurzel

Bockshornsamen   *Foenugraeci semen = Semen Foenugraeci*

Heilanzeigen: Durchblutungsanregende, erweichende Umschläge bei Furunkeln, Karbunkeln, Nagelumlauf und anderen oberflächennahen Eiterungen. In der Volksmedizin: innerlich bei Diabetes(?) u. zur Milchbildung.

Zubereitung/Anwendung: 100 g Samen werden im Mörser oder besser mit der Küchenmaschine gepulvert und nach Zusatz von 1 Teelöffel Essig mit 1/2 Liter Wasser einige Minuten lang zu einem Brei gekocht. Der heiße Brei wird dick auf einen Stoffrest aufgestrichen, rasch auf die eitrige Stelle gelegt und ggf. mit einer Mullbinde leicht umwickelt. Warm halten! Breiumschlag alle 3-4 Stunden erneuern.

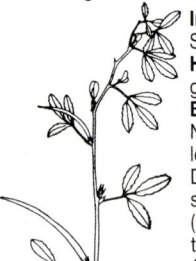

Inhaltsstoffe: Etwa 30 % Pflanzenschleim, fettes Öl, Alkaloid, Saponine etc.

Herkunft: Heimat westliches Asien, eingebürgert im Mittelmeergebiet, Anbau in Deutschland und vielen wärmeren Ländern.

Botanik: Deutscher Name: Bockshornklee, wissenschaftlicher Name: Trigonella foenum-graecum, Familie: Schmetterlingsblütler.

Die seit mehr als 2000 Jahren arzneilich verwendete Pflanze besitzt, wie ihre Samen, einen auffälligen gewürzhaften Geruch (Bestandteil von Curry). Sie erreicht fast Kniehöhe und zeigt die typischen dreiteiligen Kleeblätter. Der Name bezieht sich auf das Aussehen der Früchte (siehe Abbildung).

Bohnenschalen

Phaseoli fructus sine semine = Fructus Phaseoli sine Semine werden in der Volksheilkunde als harntreibende und blutzuckersenkende Droge eingesetzt. Nur die harntreibende Wirkung kann heute noch vertreten werden. Man trinkt 3 x täglich eine 10minütige Abkochung aus 1 gehäuften Eßlöffel Droge mit 1 großen Tasse Wasser.

Keinesfalls dürfen Bohnenschalen als Ersatz für Diabetestabletten oder gar Insulin angesehen werden. Im Vordergrund jeder Diabetesbehandlung muß neben laufender ärztlicher Therapie stets eine entsprechende Diät und ggf. Gewichtsabnahme stehen.

Mischungen von Bohnenschalen mit anderen „Zuckerdrogen" (Heidelbeerblätter etc.) bringen auch keine nennenswerten Erfolge.

Boldoblätter

Boldo folium = Folia Boldo

Heilanzeigen: Gallenleiden. Sowohl die Gallebildung in der Leber als auch die Abgabe der Gallenflüssigkeit an den Dünndarm wird angeregt; Verdauungsbeschwerden.

Zubereitung/Anwendung: Als Einzeldroge gut brauchbar, jedoch allgemein bevorzugt in Mischung mit anderen gallewirksamen Drogen wie Wermutkraut, Temoe-Lawak-Wurzelstock (Curcuma), Löwenzahnkraut, Pfefferminzblätter etc. Man überbrüht 1 gehäuften Teelöffel mit 1 Tasse kochendem Wasser, läßt bedeckt 10 Minuten ziehen und trinkt zu den Hauptmahlzeiten 1 Tasse.

Inhaltsstoffe: Mehrere Alkaloide, darunter vor allem Boldin, bis 3 % ätherisches Öl, Flavonoide.

Herkunft: Chile, Peru.

Botanik: Deutsche Namen: Boldo, Boldoblätter, wissenschaftlicher Name: Peumus boldus. Verwandt mit den Lorbeergewächsen. Kleiner, immergrüner Baum mit eiförmigen Blättern von kampferartigem Geruch.

Brennesselblätter, Brennesselkraut

Urticae folium, herba = Folia, Herba Urticae

Heilanzeigen: Harntreibend, auch bei Prostatabeschwerden; in der Volksheilkunde zur sog. „Blutreinigung", bei Wassersucht, rheumatischen Beschwerden und Gicht.

Zubereitung/Anwendung: 1-2 gehäufte Eßlöffel mit 1/2 Liter Wasser kalt ansetzen und einige Minuten kochen. Man trinkt von der Abkochung über den Tag verteilt 3 Tassen. Geschmacksverbesserung durch Zusatz von etwas Fenchel oder Pfefferminze kurz vor dem Abseihen.

Inhaltsstoffe: Viel Chlorophyll u. Mineralstoffe; Carotinoide, Flavonoide, Vitamin C, in der **Wurzel** ß-Sitosterin, Phenylpropane, Lignane.

Herkunft: In den gemäßigten Zonen weltweit verbreitet, bes. auf stickstoffreichen (Schutt-) Böden (Ruderalpflanze).

Botanik: Die Droge wird von 2 einheimischen Arten geliefert, vor allem der Großen, ferner der Kleinen Brennessel. Wissenschaftliche Namen: Urtica dioica und Urtica urens, Familie: Nesselgewächse. Die kleinere verursacht bei Berührung wesentlich stärkeren Brennreiz. Brennesselkraut dient wie Luzerne als Ausgangsmaterial für die industrielle Chlorophyllgewinnung.

Brennesselwurzel

Urticae radix = Radix Urticae

wird als Tee allein oder gemischt mit gleichen Teilen Goldrutenkraut und Sonnenhutwurzel bei Prostatabeschwerden verwendet. Man(n) trinkt täglich 2 - 3 Tassen eines 10minütigen Siedendwasseraufgusses mit jeweils 1 gehäuften Teelöffel. Fertigarzneimittel: Bazoton-Kapseln, die einen wirkstoffkonstanten Extrakt nur aus Brennesselwurzel enthalten.

Brombeerblätter

Rubi fruticosi folium = Folia Rubi fruticosi

Die im Blatt der Brombeere (Rubus fruticosus) enthaltenen Gerbstoffe besitzen eine leicht stopfende Wirkung. Hierzu ist allerdings ein konzentrierter Aufguß aus 3 Teelöffeln voll Schnittdroge pro Tasse erforderlich. Brombeerblätter werden aber im allgemeinen nicht arzneilich genutzt, sondern mehr im Sinne eines Lebensmittels, nämlich als wohlschmeckender Haustee. Durch Fermentieren wird die Droge schwärzlich und nimmt ein dem Schwarzen Tee ähnliches Aroma an.

Bruchkraut

Herniariae herba = Herba Herniariae

Heilanzeigen: Unterstützend bei chronischer Blasenentzündung, Harnröhrenentzündung, schmerzhaftem Harndrang.

Zubereitung/Anwendung: Man überbrüht 2 Teelöffel Droge in 1 Tasse mit kochendem Wasser, läßt bedeckt 10 Minuten ziehen und trinkt mittags

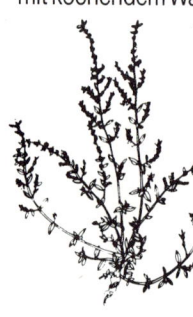

und abends 1 Tasse Tee. Die Anwendung ärztlich verordneter Mittel wird durch den Tee nicht entbehrlich.

Inhaltsstoffe: Ätherisches Öl, Herniarin (mit Cumarin verwandt), 3 % Saponine, Flavonolglykoside
Herkunft: Mitteleuropa, Polen, Ukraine, Balkan, meist Wildsammlung.
Botanik: Deutscher Name: Bruchkraut, wissenschaftliche Namen: Herniaria glabra und H. hirsuta, Familie: Nelkengewächse. Unscheinbare, dem Boden anliegende Pflanze mit kleinen Blättern und grünlichen Blüten.

Brunnenkressekraut

Nasturtii herba = Herba Nasturtii

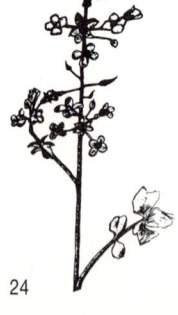

Getrocknete Brunnenkresse (Nasturtium officinale) enthält im Vergleich zur frischen Pflanze wesentlich weniger von dem Wirkstoff Glukonasturtiin, einem Senfölgykosid. Der Teeaufguß ist daher kaum gebräuchlich. Frische Brunnenkresse hat eine leicht galletreibende Wirkung. Der Frischpflanzenpreßsaft (z.B. Kneipp) wird zu sog. Frühjahrs- und „Blutreinigungs"kuren verwendet, oft zusammen mit Brennessel- und Birkenblättersaft. Hierdurch wird eine allgemeine Anregung des Stoffwechsels bezweckt.

Buccoblätter
Barosmae folium = Folia Bucco

Heilanzeigen: Unterstützend bei Infektionen der Harnwege.
Zubereitung/Anwendung: 1 Teelöffel Droge auf 1 Tasse
zum heißen Aufguß. Mehr zu empfehlen sind Mischungen
mit gleichen Teilen Bärentraubenblättern und Bruchkraut.

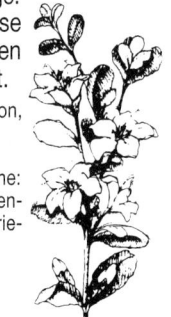

Inhaltsstoffe: Ätherisches Öl mit Buccokampfer und Isomenthon,
Diosmin, Terpinen-4-ol.
Herkunft: Angola, Südafrika.
Botanik: Deutsche Namen: Bucco, Buchu, wissenschaftlicher Name:
Barosma betulina, Familie: Rautengewächse. Der Strauch trägt pfen-
niggroße lederige Blätter, die beim Zerreiben pfefferminzähnlich rie-
chen und bitter schmecken.

Calendulablüten
siehe Ringelblumenblüten

Curcumawurzelstock, Javanische Gelbwurz
Curcumae xanthorrhizae rhizoma = Rhizoma Curcumae xanth.

Heilanzeigen: Anregung der Gallensaftbildung, Gallenblasenentzün-
dung, Verdauungsschwäche, zusätzlich antiseptische Wirkung. Nicht anwenden bei Gallensteinen und Verschluß der Gallenwege.
Zubereitung/Anwendung: Herstellung des Tagesbedarfs: Einen Eßlöffel
voll grob gepulverter Droge mit 1/2 Liter kochendem Wasser überbrühen
und bedeckt 1/2 Stunde ziehen lassen. Durch Haarsieb oder besser Kaf-
feefilter abseihen und je eine Tasse zu den Mahlzeiten trinken. Empfehlenswert ist auch eine Mischung mit gleichen Teilen
Pfefferminzblättern und Boldoblättern, welche besser
schmeckt.

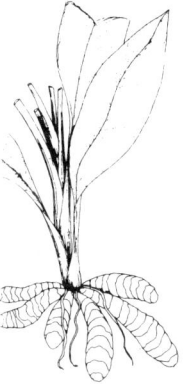

Inhaltsstoffe: 1,5 Prozent gelbe Farbstoffe (vor allem Curcumin),
auffallend viel ätherisches Öl.
Herkunft: Große Kulturen auf Java, China.
Botanik: Deutsche Namen: Javanische Gelbwurz, Temoe Lawak,
wissenschaftlicher Name: Curcuma xanthorrhiza, Familie: Ing-
wergewächse. Stengellose Staude mit langstieligen Blättern und
fischgrätartig angeordneten Blattnerven.
Anmerkung: Neben der oben beschriebenen Heilpflanze ist auch
der Wurzelstock der **Langen Gelbwurz** (Curcuma longa) als Gal-
lenmittel im Gebrauch, welche aber in der Wirkung schwächer ist.
Die Lange Gelbwurz sollte daher nur bei leichteren Verdauungsstörungen (Dyspepsie) und als Gewürz verwendet werden. Diese
Droge ist Farbträger und Hauptbestandteil von Curry.

Distelöl
siehe Färberdistelfrüchte

Dost(en)kraut
Origani vulgaris herba = Herba Origani

wird von dem bei uns auf trockenen sonnigen Böden gedei-
henden Dost (Origanum vulgare) gewonnen. In seiner südli-
chen Heimat Italien heißt der Dost Oregano. Er entwickelt dort
ein noch viel intensiveres Aroma u. dient u.a. als Pizzagewürz.
Die Pflanze ist, wie der Thymian, ein Lippenblütler und in
Geruch und Wirkung diesem zwar ähnlich, aber nicht ebenbürtig.

25

Eberwurzwurzel

Carlinae radix = Radix Carlinae

stammt von der auf kargen, hügeligen Kalkböden häufigen Eberwurz oder Silberdistel (Carlina acaulis). Der oft stengellose sehr große Blütenstand ist unverwechselbar. Die Wurzel riecht auf Grund des

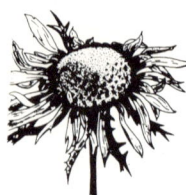

enthaltenen ätherischen Öles aromatisch und schmeckt scharf und zugleich bitter. Als Abkochung wirkt sie harn- und schweißtreibend. Als frisch zerkleinerte Pulverdroge messerspitzenweise in einer feuchten Oblate eingenommen besitzt sie zusätzlich eine gute antibakterielle Wirkung. Bei uns unter Naturschutz! Anbau auf Kalkböden leicht möglich.

Efeublätter

Hederae helicis folium = Folia Hederae helicis

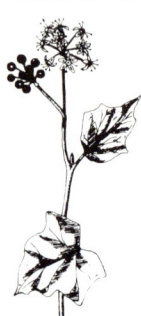

werden zwar kaum mehr direkt zur Teebereitung gebraucht, jedoch hat sich ein standardisierter alkoholischer Drogenauszug infolge der enthaltenen Saponine bei Keuchhusten und Bronchitis (nicht bei Reizhusten!) bewährt. Ein entsprechendes Fertigarzneimittel heißt Prospan. Die allgemein bekannte, mit dem Ginseng verwandte Kletterpflanze Efeu (Hedera helix) besitzt zwei botanische Besonderheiten: formverschiedene Blätter (Heterophyllie) und Kletterwurzeln. Die hautreizenden Efeu b e e r e n sind giftig!

Ehrenpreiskraut

Veronicae herba = Herba Veronicae

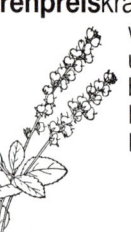

wird als Teeaufguß in der Volksmedizin bei Bronchitis und Asthma sowie Rheuma und Gicht getrunken. Die Inhaltsstoffe dieses Rachenblütlers (wissenschaftliche Bezeichnung: Veronica officinalis) rechtfertigen diese Heilanzeigen bis jetzt nicht ausreichend.

Eibischwurzel, Eibischblätter, Eibischblüten

Althaeae radix (folium, flos) = Radix (bzw. Folia bzw. Flores) Althaeae

Heilanzeigen: Entzündungen der Rachenschleimhaut, Luftröhrenentzündung, Bronchitis. Reizmildernder Effekt.

Zubereitung/Anwendung: Eibischauszüge werden mit kaltem Wasser jeweils frisch zubereitet. Man setzt 2 gehäufte Teelöffel fein geschnittener Droge mit 1 großen Tasse Kaltwasser 2 Stunden bedeckt an und trinkt nach mehrmaligem Umrühren, Abseihen und leichtem Anwärmen täglich 3-4 Tassen.

Inhaltsstoffe: Alle 3 genannten Teile des Eibischs enthalten in unterschiedlicher Menge Pflanzenschleim. Am gehaltvollsten ist die im Spätherbst geerntete Wurzel mit bis zu 15 %.

Herkunft: Mittel- und Osteuropa, Balkan, bevorzugt auf Salzböden. Anbau u.a. in Unterfranken.

Botanik: Deutscher Name: Eibisch, wissenschaftlicher Name: Althaea officinalis, Familie: Malvengewächse.

Bis hüfthohe, samtartig behaarte Pflanze mit schönen weißvioletten Blüten.

Anmerkung: Die bis 50 cm langen Wurzeln werden im Keller eingelagert und im Winter in mühsamer Handarbeit geschält. Danach wird sofort bei etwa 40 Grad getrocknet, um die helle Farbe der Droge zu erhalten. **Ungeschälte Eibischwurzel** ist ebenfalls im Handel, aber nicht so gehaltreich wie die geschälte. Die Blattdroge ist kurz vor der Blüte am wertvollsten. Der Eibisch ist eine der ältesten Heilpflanzen.

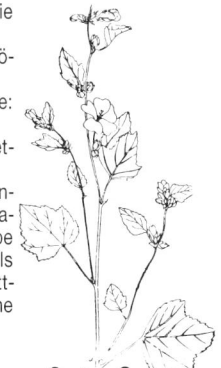

Eichenrinde

Quercus cortex = Cortex Quercus

Heilanzeigen: Vor allem äußerliche Anwendung: Mundschleimhaut- und Zahnfleischentzündung, nässende Ekzeme, Unterschenkelgeschwür, Hämorrhoiden, Frostbeulen, Schweißfüße.

Zubereitung/Anwendung: Man kocht 2 Eßlöffel voll geschnittener Rinde mit 1/2 Liter Wasser bedeckt 15 Minuten lang und gießt nach Erkalten durch ein (Taschen-)Tuch ab. Mit dieser Flüssigkeit macht man vor und nach jeder Mahlzeit Mundspülungen bzw. tränkt einen frischen Waschlappen zu Auflagen bei Ekzemen, Hämorrhoiden oder Unterschenkelgeschwür.

Zum Baden bei Frostbeulen oder Schweißfüßen bereitet man wie beschrieben eine Abkochung aus 2 Handvoll Rinde mit 3 Litern Wasser.

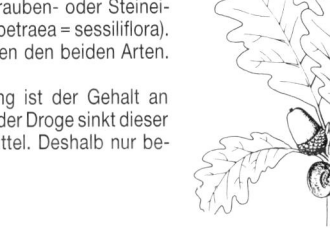

Inhaltsstoffe: Über 10 % Gerbstoffe.

Herkunft: Gemäßigte und wärmere Teile Europas.

Botanik: Verwendung findet die „Silberrinde" der Stiel- oder Sommereiche (Quercus robur) und der Trauben- oder Steineiche, die auch Wintereiche heißt (Quercus petraea = sessiliflora). Außerdem gibt es viele Bastarde zwischen den beiden Arten. Familie: Buchengewächse.

Anmerkung: Maßgeblich für die Wirkung ist der Gehalt an w a s s e r l ö s l i c h e n Gerbstoffen. In der Droge sinkt dieser leider binnen Jahresfrist um über ein Drittel. Deshalb nur bedarfsgerechte Mengen kaufen!

Eisenkraut siehe Verbenakraut

Eisenreiche Pflanzen und Pflanzenteile

Gründe für Eisenmangel können u.a. sein: Einseitige Ernährung (Vegetarier, Alkoholmißbrauch), Menstruation, fortgeschrittene Schwagerschaft, Blutspende, Verletzungen (Magengeschwür). Die nachstehenden Pflanzen(teile) enthalten in je 100 g eßbarer Substanz mindestens 4 mg Eisen: Bierhefe (getrocknet), Erbsen (getrocknet), Feigen (getrocknet), Haselnüsse, Kakao, Knäckebrot, Linsen, Mandeln, Petersilie, weiße Bohnen, Weizenkeime. Auch Vollkornprodukte und Rosenkohl sind relativ reich an Eisen. Vitamin-C-reiche Kost macht pflanzliches Eisen besser verfügbar.

Eleutherokokkwurzel
Eleutherococci radix

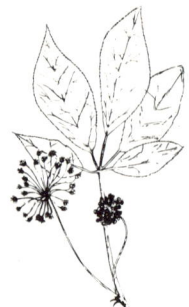

wird nach ihrer sibirischen Herkunft auch Taigawurzel genannt. Der sehr widerstandsfähige Busch (Eleutherococcus senticosus) gehört wie der Ginseng zu den Araliengewächsen und wird aufgrund des Gehaltes an Lignanen etc. ähnlich wie Ginseng gebraucht (siehe dort). Die für Ginseng typischen Ginsenoside fehlen.

Eleutherokokkwurzel ist als solche kaum im Handel. Rußland liefert Wurzelextrakte. Bei Bluthochdruck darf Taigawurzel nicht verwendet werden. Worauf die Wirkungen beruhen, ist noch zu klären.

Engelwurz
siehe Angelikawurzel

Enzianwurzel
Gentianae radix = Radix Gentianae

Heilanzeigen: Appetitmangel, Magensäuremangel und andere Verdauungsstörungen. Nicht bei Sodbrennen.

Zubereitung/Anwendung: Man bereitet einen Kaltauszug, indem ein gestrichen voller Teelöffel Schnittdroge mit einer großen Tasse Wasser über Nacht angesetzt und dann kurz aufgekocht wird. Einfacher ist die längstens zehnminütige Abkochung. Man trinkt 1/4 Stunde vor den Hauptmahlzeiten 1 Tasse voll.

Inhaltsstoffe: Verschiedene Bitterstoffe: Gentiopicrin und Amarogentin. Die zuletzt genannte Substanz ist der bitterste Naturstoff überhaupt, welcher noch in millionenfacher Verdünnung bitter schmeckt. Neben den Bitterstoffen enthält Enzianwurzel noch viel Kohlenhydrate, Voraussetzung der Vergärung zu Enzianschnaps. Je nach Verwendungszweck sind die Erntetermine verschieden: höchster Bitterstoffgehalt im Frühjahr, höchster Kohlenhydratgehalt im Herbst.

Herkunft: Alpen und andere europäische Gebirge, kalkliebend. Anbau auch in der Ebene.

Botanik: Deutscher Name: Gelber Enzian, wissenschaftlicher Name: Gentiana lutea, Familie: Enziangewächse. Stattliche, bis über kniehohe, büschelig gelb blühende Pflanze. Blätter gegenüberstehend. Wurzeln alter Pflanzen bis armstark.

Anmerkung: Alle Enzianarten in Deutschland sind vollkommen geschützt.

Erdbeerblätter
Fragariae folium = Folia Fragariae

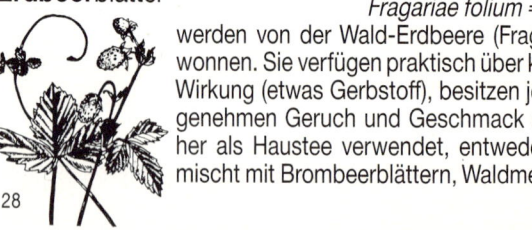

werden von der Wald-Erdbeere (Fragaria vesca) gewonnen. Sie verfügen praktisch über keine arzneiliche Wirkung (etwas Gerbstoff), besitzen jedoch einen angenehmen Geruch und Geschmack und werden daher als Haustee verwendet, entweder rein oder gemischt mit Brombeerblättern, Waldmeister usw.

Erdrauchkraut

Fumariae herba = Herba Fumariae

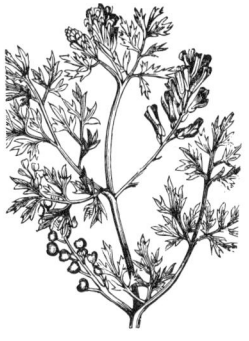

Der Erdrauch (Fumaria officinalis) fällt auf durch seine zartgefiederten Blätter und die tiefroten gespornten Blüten. Er ist als Unkraut häufig auf Äckern und Schuttplätzen anzutreffen. Wie viele andere mohnverwandte Pflanzen, zu denen er gehört, besitzt auch der Erdrauch Alkaloide. Daneben wurden Flavonglykoside nachgewiesen.

Die Droge wird – meist in Mischung mit anderen Heilpflanzen – verwendet bei krampfartigen Beschwerden im Bereich der Galle und des Magen-Darm-Traktes. Ein Fertigarzneimittel aus Erdrauchextrakt ist das Oddibil.

Über die genannte Heilanzeige hinaus hat Erdrauch volksmedizinisch leicht abführende und harntreibende Eigenschaften. Er wird deshalb auch als sogenanntes „Blutreinigungsmittel" bei unreiner Haut gebraucht.

Eukalyptusblätter

Eucalypti folium = Folia Eucalypti

Heilanzeigen: Auswurfförderung bei Husten. Nicht verwenden bei Magen-, Darm- und Gallenentzündungen und schweren Lebererkrankungen.

Zubereitung/Anwendung: Einen Teelöffel Schnittdroge in einer Tasse mit kochendem Wasser überbrühen und bedeckt fünf Minuten ziehen lassen. Man süßt mit Honig und trinkt dreimal täglich eine Tasse gut warmen Tee. Mischungen mit anderen Hustendrogen sind zu empfehlen.

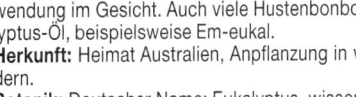

Inhaltsstoffe: Neben viel Gerbstoff u. a. ätherisches Öl mit dem Hauptbestandteil Cineol, welches auch Eucalyptol genannt wird. Das gereinigte ätherische Öl hat als innerliches und äußerliches Hustenmittel (Einreibungen, Inhalationen) eine größere Bedeutung als die Droge selbst. Bei Säuglingen und Kleinkindern keine Anwendung im Gesicht. Auch viele Hustenbonbons enthalten Eukalyptus-Öl, beispielsweise Em-eukal.

Herkunft: Heimat Australien, Anpflanzung in vielen warmen Ländern.

Botanik: Deutscher Name: Eukalyptus, wissenschaftlicher Name: Eucalyptus globulus, Familie: Myrtengewächse. Rund 600 meist baumförmige Arten sind bekannt. Arzneiliche Bedeutung haben nur die Arten mit hohem Cineolgehalt. Sie sind schnellwüchsige große Bäume mit manchmal schraubig gedrehten Stämmen.

Färberdistelfrüchte

Fructus Carthami tinctoriae

Die Färberdistel (Saflor, wilder Safran, Carthamus tinctorius) ist eine Heilpflanze im weiteren Sinne. Ihre gerstenkorngroßen Früchte enthalten ein in der Diätetik geschätztes, weil m e h r f a c h ungesättigtes fettes Öl.

Die bereits vor über 3 500 Jahren im alten Ägypten als Farbstofflieferant (gelber Blütenfarbstoff) angebaute Saflor-Distel wird jetzt zur Ölgewinnung im großen Maßstab in den Vereinigten Staaten, Mexiko und Südostasien kultiviert.

Distelöl enthält von allen Speiseölen am meisten Linolsäure, die wichtigste

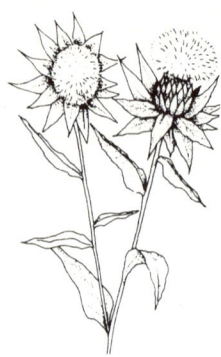

essentielle Fettsäure, nämlich über 70 Prozent. Zum Vergleich: In Olivenöl sind hiervon nur bis zu 15 Prozent.

Kalt gepreßtes Distelöl wird diätetisch unter anderem empfohlen bei Leber- und Gallenbeschwerden und Diabetes. Wegen seines neutralen, nur leicht nußartigen Geschmackes ist es wie jedes andere Speiseöl verwendbar. Tagesdosis für Erwachsene: 40 Gramm (an Stelle anderer Fette). Hocherhitzung beim Braten mindert die Qualität.

Anmerkungen: Sonnenblumenöl steht dem Distelöl qualitativ kaum nach, ist aber deutlich billiger. Auch **Olivenöl** wird (wieder) als gleichwertig angesehen, obwohl es hauptsächlich nur die e i n f a c h ungesättigte Ölsäure enthält.

Faulbaumrinde
Frangulae cortex = Cortex Frangulae

Heilanzeigen: Darmträgheit, Verstopfung, (Hämorrhoiden; hier sind Quell-Gleitmittel wie Flohsamen vorteilhafter). Wirkung auf den Dickdarm. Während Schwangerschaft und Stillzeit und bei Kindern unter 12 Jahren nicht anwenden.

Zubereitung/Anwendung: Ein Teelöffel voll Schnittdroge wird in einer Tasse mit kochendem Wasser überbrüht und nach 10 Minuten abgeseiht. Man trinkt täglich 1 – 2 Tassen. Die milde und beschwerdefreie Wirkung tritt erst nach etwa 7 – 8 (!) Stunden ein.

Man kann auch 1/2 Teelöffel voll gepulverter Droge, in etwas Flüssigkeit aufgeschwemmt oder in einer feuchten Oblate eingehüllt, einnehmen. Die Droge ist praktisch frei von Nebenwirkungen, sofern sie mindestens ein Jahr lang abgelagert ist. Frische Faulbaumrinde verursacht Brechreiz und Darmkoliken.

Anmerkungen: Auch pflanzliche Abführmittel (außer Füll- und Gleitmitteln) sollten nicht länger als zwei Wochen ununterbrochen angewendet werden. Vielmehr sollte durch Kostumstellung (Joghurt, Obst, Leinsamenschrot, Weizenkleie, mehr Flüssigkeitsaufnahme) eine Normalisierung der Darmträgheit angestrebt werden.

Inhaltsstoffe: Frangulin, Glucofrangulin, außerdem Gerbstoffe, welche die Abführwirkung leicht bremsen und so die milde Gesamtwirkung der Droge bedingen.

Herkunft: Häufig im Unterholz feuchter Wälder Europas.

Botanik: Deutscher Name: Faulbaum (vom fauligen Geruch frischer Rinde), Pulverholz (früher zur Schwarzpulverherstellung verwendet), wissenschaftlicher Name: Rhamnus frangula (= Frangula alnus), Familie: Faulbaumgewächse. Unscheinbar grünlich blühender Strauch, dessen dunkle Rinde hellgrau gepunktet ist. Die ebenfalls abführenden schwärzlichblauen Beeren sind frisch giftig.

Amerikanische Faulbaumrinde, auch als Cascara sagrada oder Sagradarinde bekannt (wissenschaftlicher Name Rhamnus purshianus), ähnelt in der Wirkung der bei uns häufiger verwendeten heimischen Faulbaumrinde. Auch Sagradarinde muß vor der Anwendung erhitzt oder genügend lange abgelagert worden sein.

Fenchelfrüchte (Bitterer Fenchel)

Foeniculi amari fructus = Fructus Foeniculi amari

Heilanzeigen: Blähungen, schleimlösendes Hustenmittel vor allem für Kinder (Fenchelhonig), ferner unterstützend bei Durchfall und anderen Verdauungsstörungen bei Säuglingen, in der Volksheilkunde bei Entzündungen am äußeren Auge. Fenchelöl besitzt starke Desinfektionskraft.

Zubereitung/Anwendung: 2 Teelöffel voll Droge frisch quetschen, in einer großen Tasse mit kochendem Wasser überbrühen und bedeckt 10 Minuten ziehen lassen. Der warme Tee wird nach Zusatz einer Messerspitze Kochsalz zu Augenkompressen verwendet. Bei Blähungen und anderen Verdauungsstörungen ungesüßt und ohne Salz anwenden, bei Husten mit Honig süßen. Fenchel im Aufgußbeutel ist für arzneiliche Zwecke weniger geeignet, da oft zu schwach.

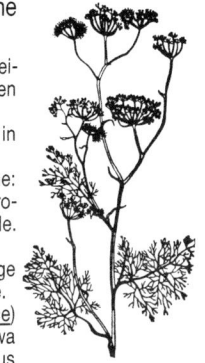

Inhaltsstoffe: Mind. 4 % ätherisches Öl mit den Hauptbestandteilen Anethol (über 60 %) und Fenchon. Fenchonarme Kultursorten schmecken anisähnlich (s. Anmerkungen).

Herkunft: Heimat Mittelmeerraum, Anbau auf dem Balkan und in vielen wärmeren Ländern.

Botanik: Deutscher Name: Fenchel, wissenschaftlicher Name: Foeniculum vulgare, var. vulgare, Familie: Doldengewächse. Große, gelbgrün blühende, typisch riechende zweijährige Staude. Blätter haarfein zerteilt.

Anmerkungen: Die beste Drogenqualität ist der großsamige Kammfenchel. Es gibt aber auch hochwertige kleinsamige Droge. Neben dem Bitteren Fenchel ist auch **Süßer Fenchel** (var. dulce) ins Arzneibuch aufgenommen. Er enthält mit mind. 2 % nur etwa halb soviel Ätherisches Öl, das aber zu wenigstens 80 % aus Anethol bestehen muß.

Fieberklee   siehe Bitterklee

Flohsamen   *Psyllii semen*

Da die stärkeren Abführdrogen Sennesblätter, Faulbaumrinde etc. nicht nebenwirkungsfrei sind, haben die **Quell-Abführmittel** an Interesse gewonnen. Neben Leinsamenschrot sind hier vor allem die Flohsamen zu nennen. Der irreführende Name dieser mit dem Spitzwegerich verwandten krautigen Pflanze beruht auf der flohähnlichen Form ihrer glatten Samen, deren hoher Schleimgehalt in Flüssigkeit zum mindestens zehnfachen Volumen quillt.

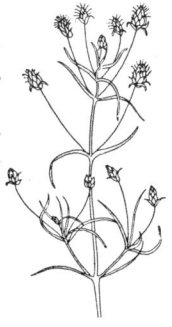

Man läßt 2 gehäufte Teelöffel voll mit wenig Kaltwasser einige Minuten lang vorquellen und trinkt den Ansatz jeweils morgens und abends mit 1 - 2 Glas Wasser.

Die Samen der doppelt soviel Pflanzenschleim enthaltenden **Indischen Flohsamen** werden in gleicher Weise angewendet. Fertigarzneimittel: Agiolind.

Die Quellstoffe sind bei beiden Drogen nur außen in den Samenschalen. Das mit Abstand größte Quellvermögen besitzen die ebenfalls verfügbaren (teuren) **Indischen Flohsamenschalen**. Fertigarzneimittel: Agiolax (enthält zusätzlich Sennesschoten).

Frauenmantelkraut
Alchemillae herba = Herba Alchemillae

enthält bis 8 % Gerbstoffe. Die Volksheilkunde verwendet die insgesamt nur mild wirkende Droge hauptsächlich bei Frauenbeschwerden. Aber nur

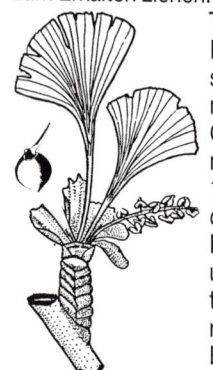

die Heilanzeigen „unspezifischer Durchfall" und „Magen-Darmstörungen" konnten in der vom Bundesgesundheitsministerium gebilligten sogenannten Standardzulassung bestehen.

Als Gerbstoffdroge hat Frauenmantel (Alchemilla vulgaris = xanthochlora) einen angestammten Platz in Mundwässern (Salviathymol).

Das schön geformte Blatt dieses unscheinbar gelbgrün blühenden Rosengewächses ziert nicht selten das Haupt gotischer Madonnen. An den Blattspitzen sieht man oft kleine Tautropfen, die in Wirklichkeit aus dem Blattinneren hervorgepreßte Flüssigkeit sind.

Gänsefingerkraut
siehe Anserinenkraut

Ginkgoblätter
Ginkgo folium = Folia Ginkgo

Ginkgoblätter enthalten unter anderem mehrere Flavone, Flavonglykoside und Terpenlactone, die mit wässerigem Azeton extrahiert z. B. als Fertigarzneimittel Tebonin im Handel sind. Die Ginkgo-Inhaltsstoffe werden mit Erfolg eingesetzt bei Durchblutungsstörungen der Beine (Raucherbein), des Herzens und des Hirnes (Schwindel, Gedächtnisschwäche, depressive Verstimmung, sowie bei Ohrensausen und Kopfschmerzen). Die Anwendung der fein geschnittenen Blätter als Teeaufguß ist ebenfalls möglich, aber unterlegen.

Man überbrüht 1 - 2 Teelöffel voll Schnittdroge in einer Tasse und läßt bis zum Erkalten ziehen.

Täglich 3 Tassen langfristig.

Der Ginkgobaum (Ginkgo biloba), ein „lebendes Fossil", hat Goethe zu einem tiefsinnigen Gedicht animiert. Der auch Japanischer Tempelbaum genannte Ginkgo ist der letzte Vertreter einer den Nadelbäumen nahestehenden Pflanzenfamilie. Er war vor über 100 Millionen Jahren in Mitteleuropa häufig. Mitte des 18. Jahrhunderts kam der den Eiszeiten nach Fernost ausgewichene stattliche Baum wieder zu uns. Er ist an seinen eigenartigen zweilappigen Blättern sowie im Herbst an den gelben, nach Buttersäure stinkenden kirschgroßen Früchten der weiblichen Bäume leicht zu erkennen.

Ginsengwurzel
Ginseng radix = Radix (Panax) Ginseng

Heilanzeigen: Ist Ostasien seit 5 000 Jahren als Universalmittel verwendet. Solch hohen Heilansprüchen ist zwar einerseits grundsätzlich mit Skepsis zu begegnen, andererseits besitzt Ginsengwurzel aber doch eine

Anzahl bewiesener Wirkungen. Die Droge hat allgemein anregende (tonisierende) Eigenschaften. Sie ist ein Immunstimulanz und fördert den Aufbau von Körpereiweiß, verbessert die Merk- und Konzentrationsfähigkeit sowie die körperliche und seelische Belastbarkeit. Auch über günstige Effekte beim Altersdiabetes, bei Depressionen in den Wechseljahren und nachlassender sexueller Aktivität wurde berichtet. Bei älteren Frauen kann die Regelblutung wieder eintreten. Die Wirkung setzt verzögert ein. Bei Überdosierung können u. a. Durchfall und Schlaflosigkeit auftreten.

Zubereitung/Anwendung: Teeaufguß aus 3 g Schnittdroge oder – einfacher – sofort löslichem (Instant) Teegranulat. Man trinkt morgens 1 Tasse Tee. Im Handel sind außerdem zahlreiche Fertigerzeugnisse in verschiedenen Darreichungsformen und großen Qualitätsunterschieden. Ausschlaggebend ist eine genügend hohe Konzentration des nicht billigen Drogenextraktes. Gehaltreiche Fertigarzneimittel sind Kumsan und Ginsana.

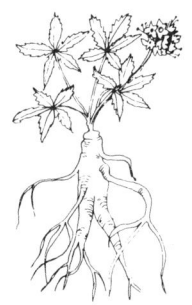

Inhaltsstoffe: Mehrere Saponin-Glykoside, welche als Ginsenoside bezeichnet werden.

Herkunft: Wild wachsend in der Mandschurei und Korea, Anbau in Korea und anderen Ländern Ostasiens, in den USA und Kanada.

Botanik: Deutsche Namen: Koreanischer Ginseng, Panax Ginseng, wissenschaftlicher Name: Panax Ginseng. Die von dieser Pflanze nach mehrjähriger Kultur gewonnene möhrenförmige, verzweigte Wurzeldroge wird am höchsten bewertet. Daneben wird auch der Amerikanische Ginseng (Panax quinquefolius) verwendet. Familie: Araliengewächse. Etwa kniehohe, schattenliebende Pflanze mit gefingerten Blättern und roten Beeren.

Anmerkung: Die Droge wird in drei Sorten angeboten: Ungeschält (dunkel), geschält (hell) und gedämpft (rotbraun, hornartig).

Goldrutenkraut   *Virgaureae herba = Herba Virgaureae*

Heilanzeigen: Anregung der Nierentätigkeit und somit der Harnausscheidung. Bei Nierenentzündung in Verbindung mit anderen ärztlichen Maßnahmen.

Zubereitung/Anwendung: Bereitung der Tagesmenge auf einmal durch Überbrühen von 3 gehäuften Eßlöffeln Schnittdroge mit 1 Liter Wasser. 10 Minuten bedeckt ziehen lassen, dann durch ein feines Sieb abgießen. Über den Tag verteilt 4 Tassen des Aufgusses trinken.

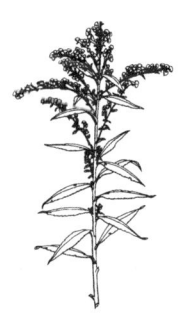

Inhaltsstoffe: Flavonoide, Saponine, Gerbstoffe

Herkunft: Europa, vor allem Balkan, Westasien, Nordamerika. An trockenen Standorten.

Botanik: Deutsche Namen: Echte Goldrute, Heidnisch Wundkraut, wissenschaftlicher Name: Solidago virgaurea. Daneben Solidago serotina (= gigantea, Riesengoldrute) und S. canadensis (Kanadische Goldrute). Im Handel sind oft Mischungen der genannten Pflanzen anzutreffen. Familie: Korbblütler. Die aufrechte, nur im oberen Blütenbereich kurz verzweigte Echte Goldrute erreicht bis zu 1 m Höhe. Ihre goldgelben Blüten stehen traubig und sind im Spätsommer unübersehbar.

Anmerkung: Die Goldrute gehört zur artenreichsten (19 000) und entwicklungsgeschichtlich jüngsten Pflanzenfamilie der **Korb-**

blütler. Was der Laie bei den Korbblütlern meist als Blüte bezeichnet, ist in Wirklichkeit ein aus vielen Einzelblüten bestehender Blütenstand. Bekannte Heilpflanzen aus dieser Familie sind neben Goldrute: Alant, Arnika, Benediktenkraut, Huflattich, Kamille, Löwenzahn, Mariendistel, Ringelblume, Schafgarbe, Silberdistel, Wermut und weitere.

Hagebuttenschalen

Rosae pseudofructus = Fructus Cynosbati sine Semine
Heilanzeigen: Vitamin-C-Mangel, erhöhter Vitamin-C-Bedarf: Frühjahr, Schwangerschaft, Stillzeit, Fieber, vitaminarme Ernährung (Kost in manchen Altersheimen).
Zubereitung/Anwendung: Man setzt 1 gehäuften Teelöffel voll kernfreier Schnittdroge mit 1 großen Tasse Wasser kalt an und läßt bedeckt 5 Minuten leicht kochen. Der wohlschmeckende, nach Belieben gesüßte Tee ist als Haustee zum Langzeitgebrauch geeignet.

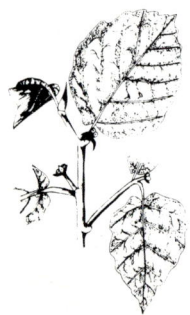

Inhaltsstoffe: Vitamin C, Flavone, Kohlenhydrate, Fruchtsäuren, Vitamine des B-Komplexes. Das enthaltene Vitamin C ist durch die natürlichen Begleitstoffe für den Körper besonders gut verwertbar.
Herkunft: Überall in Europa in Hecken, an Böschungen und Waldrändern, ausgenommen Skandinavien.
Botanik: Deutsche Namen: Heckenrose, Hundsrose, wissenschaftlicher Name: Rosa canina (und andere), Familie: Rosengewächse. Bis über vier Meter hohe dornige Büsche mit schönen weißlichen oder rosa Blüten und den bekannten rotorangen Scheinfrüchten.

Hagebuttenkerne

Rosae fructus = Semen Cynosbati
stammen von derselben Pflanzenart wie die vorher beschriebenen Hagebuttenschalen. Die sehr harten Kerne werden in der Volksheilkunde als mild wassertreibender Tee benutzt. Die Wirkung ist nicht überzeugend.

Hamamelisblätter

Hamamelidis folium = Folia Hamamelidis
Der Hamamelisstrauch (virginische Zaubernuß, Hamamelis virginiana) kommt aus Nordamerika und gedeiht auch in unserem Klima gut. Sein ebenfalls gebräuchlicher Name Hexenhasel bezieht sich auf die große äußerliche Ähnlichkeit mit unserem Haselnußstrauch und die ungewöhnlich frühe Blühzeit im Spätwinter. Blätter und Rinde der Hamamelis enthalten Gerbstoff. Die Droge wird wie Eichenrinde verwendet (siehe dort). Ein bekanntes Fertigarzneimittel aus Hamamelis ist Hametumsalbe. Das durch Wasserdampfdestillation aus frischen Zweigen gewonnene Hamameliswasser wird kosmetisch gebraucht, beispielsweise bei fettigem Haar nach der Haarwäsche.
Hamamelisfluidextrakt (Apotheke), mit der etwa 3fachen Menge abgekochtem, kalten Wasser verdünnt, ist bei Akne empfehlenswert.

Hauhechelwurzel
Ononidis radix = Radix Ononidis

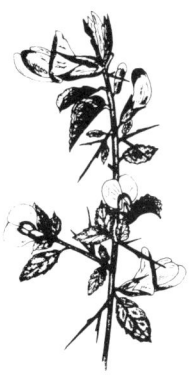

wird von der Dornigen Hauhechel (wissenschaftlicher Name: Ononis spinosa, Familie Schmetterlingsblütler) gewonnen. Die im Herbst gesammelte Wurzeldroge besitzt auf Grund der vorhandenen Flavonoide, eines Saponins und des ätherischen Öles eine gute, nach einigen Tagen jedoch nachlassende harntreibende Wirkung. Man überbrüht 2 Teelöffel voll mit 1 großen Tasse kochendem Wasser, seiht nach 1/2 Stunde ab und trinkt täglich 4-5 Tassen. Im Gegensatz zu Wacholderbeeren besitzt die Droge keine nierenreizenden Eigenschaften. Nicht anwenden bei Wasseransammlungen infolge eingeschränkter Herz- oder Nierentätigkeit.
Hauchechel wird bevorzugt in Mischung mit anderen harntreibenden Drogen gebraucht.

Heidelbeeren
Myrtilli fructus = Fructus Myrtilli

Heilanzeigen: Durchfallerkrankunngen, vor allem Sommerdurchfälle, auch im Kindesalter. Beerenabkochung auch zum Mundspülen bei Entzündungen.
Zubereitung/Anwendung: Man läßt entweder 2 – 3 Eßlöffel voll **getrockneter** Beeren verzehren, oder bereitet aus 4 Eßlöffeln Droge und einer Prise Salz mit 1/2 Liter Wasser eine zehnminütige Abkochung, die nach dem heißen Abseihen in drei Portionen über den Tag verteilt kalt getrunken wird. Zusätzlich Diät erforderlich.

Inhaltsstoffe: Bis zu 10 % Gerbstoff, blauer Farbstoff Myrtillin, Invertzucker, Pektine.
Herkunft: Sehr häufig in den Wäldern und auf den Heideflächen Europas.
Botanik: Deutsche Namen: Heidelbeere, Blaubeere, wissenschaftlicher Name: Vaccinium myrtillus, Familie: Erikagewächse. Pflanzenbeschreibung entbehrlich, da allgemein bekannt.
Anmerkungen: Frische Heidelbeeren wirken leicht abführend. Bei **Wild**sammlung sollten frische Beeren wegen der Gefahr einer (schwer heilbaren) Fuchsbandwurminfektion nur gekocht verwendet werden.
Bei länger anhaltendem Durchfall ist stets der Arzt zu fragen.

Heidelbeerblätter
Myrtilli folium = Folia Myrtilli

werden, auch in Mischung mit anderen Drogen, in der Volksheilkunde immer noch bei Diabetes empfohlen. Von ihrer Anwendung muß jedoch auf Grund neuerer Erkenntnisse abgeraten werden. Siehe auch Ausführungen bei Bohnenschalen.

Herzgespannkraut *Leonuri cardiacae herba = Herba Leonuri cardiacae*

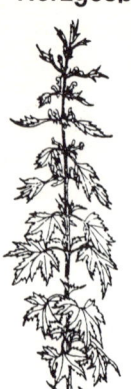

Heilanzeigen: Vegetativ-funktionelle Herzbeschwerden, z. B. in den Wechseljahren, leicht beruhigende Wirkung. Dämpft bei Schilddrüsenüberfunktion die Herzbeschleunigung. Insgesamt nur milder Effekt.

Zubereitung/Anwendung: 1 gehäufter Eßlöffel voll Schnittdroge wird mit knapp 1/2 Liter kochendem Wasser überbrüht und nach 10 Minuten abgeseiht. Man trinkt morgens und abends 1 Tasse Tee. Langzeitanwendung über mehrere Wochen ist erforderlich.

Inhaltsstoffe: Alkaloide, Bitterstoffglycoside, Bufenolide.
Herkunft: Wild an Zäunen, auf Ödland in Europa, Mittelasien und Nordamerika. Anbau in Südosteuropa.
Botanik: Deutsche Namen: Herzgespann, Löwenschwanz, wissenschaftlicher Name: Leonurus cardiaca, Familie: Lippenblütler. Bis über kniehohe blaßrot blühende Pflanze mit 5-zipfeligen Blättern.

Hibiskusblüten siehe Sudan-Malvenblüten

Himbeerblätter werden wie Brombeerblätter als Haustee genutzt (siehe dort).

Hirtentäschelkraut *Bursae pastoris herba = Herba Bursae Pastoris*

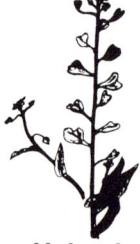

besitzt eine schwach blutstillende Wirkung. Als Heilanzeigen nennt die Standardzulassung des Bundesgesundheitsministeriums einen unterstützenden Effekt bei Nasenbluten und übermäßiger Monatsblutung. Bei Bedarf werden täglich bis zu vier Tassen eines Siedend-Wasser-Aufgusses aus 2 Teelöffeln voll Droge in 1 großen Tasse getrunken. Der Nutzen von Hirtentäschel (Capsella bursa pastoris) möge nicht überschätzt werden.

Holunderblüten *Sambuci flos = Flores Sambuci*

werden aus den doldenartigen Blütenständen des bekannten Schwarzen Holunders (Sambucus nigra) erhalten. Holunderblüten zählen zu den Fla-

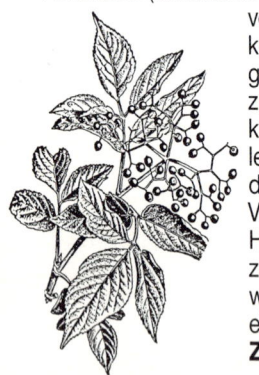

vonoiddrogen. Sie wirken deshalb wie Goldrutenkraut und Hauhechelwurzel harnfördernd. Die Droge wird jedoch als schweißtreibendes Mittel bevorzugt. Besonders geschätzt werden wohlschmeckende Teeaufgüsse aus einer Mischung gleicher Teile Holunderblüten mit Lindenblüten. Näheres siehe dort. **Reife** Holunderbeeren sind eßbar und reich an Vitamin C, unreife verursachen Übelkeit.

Holunder wird manchenorts auch als Flieder bezeichnet, was jedoch mißverständlich ist, da die weiß und violett blühende, fein duftende Syringe ebenfalls Flieder genannt wird.

Zubereitung/Anwendung: siehe Lindenblüten

Honigklee   siehe Steinklee

Hopfenzapfen, Hopfenblüten

Lupuli strobulus = Flor. Humuli lupuli

Heilanzeigen: Nervosität, leichte Schlafstörungen, nervöse Magenbe-schwerden. Bei Prostatabeschwerden ist Hopfen zu meiden!

Zubereitung/Anwendung: Bei Nervosität und Schlafstörungen in Mi-schung mit Baldrianwurzel und zwar im Verhältnis 1 Teil Hopfen und 3 Teile Baldrian als Teeaufguß. 1 Teelöffel voll Drogenmischung auf 1 große Tasse heißes Wasser, 10 Minuten bedeckt ziehen lassen. Man trinkt 1/2 Stunde vor dem Schlafengehen 1 Tasse. Auch die Anwendung als Hopfen-Schlaf-kissen ist sinnvoll. Bei nervösen Magenbeschwerden verwendet man ei-nen in gleicher Weise aus 1 Teil Hopfen und 1 Teil frisch gequetschtem Kümmel bereiteten Teeauszug.

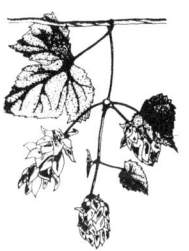

Inhaltsstoffe: Die Bitterstoffe Humulon und Lupulon und durch Oxidation daraus entstehendes Methylbutenol, welches sich erst nach mehrwöchiger Lagerung bildet. Es wurde als Hauptwirkstoff erkannt.

Herkunft: Heimat sind die Auen- und Bruchwälder Europas, An-bau in Bayern (30 % der Welternte), der Tschechischen Republik, in Frankreich und vielen weiteren Ländern.

Botanik: Deutscher Name: Hopfen, wissenschaftlicher Name: Hu-mulus lupulus, Familie: Hanfgewächse. Rauhhaarige Schlingpflan-ze, welche in männlichen und weiblichen Exemplaren vorkommt und 5 Meter Höhe erreicht. Nur die weiblichen Pflanzen werden an-gebaut. Hopfen ist eng verwandt mit dem Indischen Hanf (Ha-schisch, Marihuana), jedoch im Gegensatz zu diesem bekanntlich harmlos.

Huflattichblätter

Farfarae folium = Folia Farfarae

Heilanzeigen: Reizhusten, Heiserkeit, unterstützend bei Lungenblähung (Emphysem) und Staublunge (Silikose); Schnarchen.

Zubereitung/Anwendung: 2 Teelöffel voll Schnittdroge werden mit 1 gro-ßen Tasse Kaltwasser zum Sieden erhitzt. Der nach 10 Minuten abgeseih-te Tee wird gut warm getrunken. Täglich 3 Tassen. Mit Honig süßen. Bei Neigung zum Schnarchen vor dem Schlafengehen 1-2 Tassen unter Zu-satz von etwas Thymian trinken.

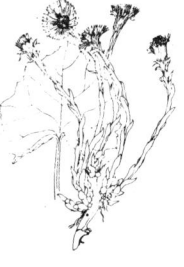

Inhaltsstoffe: Etwa 8 Prozent Schleimstoffe, Bitterstoff, Gerb-stoff; **Alkaloide, derentwegen der Tee nur bis zu 6 Wochen pro Jahr getrunken werden soll (während Schwangerschaft und Stillzeit überhaupt nicht). Droge nicht selbst sammeln, son-dern nur die garantiert geprüfte unbedenkliche Handelswa-re verwenden.**

Herkunft: Verbreitet auf Lehm- und Kalkböden der gemäßigten Zonen.

Botanik: Deutscher Name: Huflattich, wissenschaftlicher Na-me: Tussilago farfara, Familie: Korbblütler. Die Pflanze blüht be-reits im zeitigen Frühjahr leuchtend gelb. Die erst nach der Blüte entwickelten, voll ausgewachsenen Blätter sind auf der Untersei-te mit einem weißen Haarfilz überzogen.

Anmerkungen: Huflattichblüten sind weniger wirksam.

Huflattich ist einer der ältesten deutschen Pflanzennamen. Er wurde indirekt geprägt von der Äbtissin Hildegard von Bingen (1098 – 1179) und hieß in ihrem berühmten Heilpflanzenbuch „Physika" ursprünglich Huoflatheda.

Indischer Nierentee

siehe Orthosiphonblätter

Isländisches Moos

Cetrariae lichen = Lichen islandicus

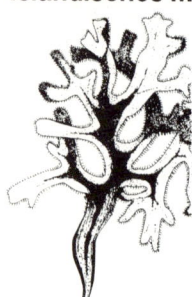

ist kein Moos, sondern eine Flechte (wissenschaftlicher Name: Cetraria islandica). Flechten sind enge Lebensgemeinschaften zwischen Algen und Pilzen. Die Droge enthält neben Bitterstoff über 50 % Pflanzenschleim und wird wegen dessen einhüllender Wirkung bei Reizhusten verwendet, allerdings meist in Mischung mit anderen Hustendrogen. Wegen des gleichzeitig vorhandenen Bitterstoffes ist die Anwendung auch bei Appetitmangel und Magenkrankheiten möglich. Ein bekanntes Fertigarzneimittel bei Heiserkeit sind die Isla-Moos-Pastillen.

Javanische Gelbwurz

s. Curcumawurzelstock

Johanniskraut

Hyperici herba = Herba Hyperici

Heilanzeigen: Ölige und alkoholische Blütenauszüge innerlich bei vegetativer Dystonie, nervöser Erschöpfung, Beschwerden der Wechseljahre, depressiven Zuständen, zur Stimmungsaufhellung. Wirkungseintritt erst nach ca. 14 Tagen! Äußerlich als ausgezeichnet heilungsförderndes Hautöl, auch zur Brustwarzenpflege während der Stillzeit.

Getrocknetes Johanniskraut wird unterstützend als Tee bei nervöser Unruhe (2 Teelöffel pro Tasse, langfristig morgens und abends 1 Tasse) und volksheilkundlich bei Durchfall, Bettnässen etc. verwendet.

Zubereitung/Anwendung: Empfehlenswert sind industriell gefertigte Präparate, da wirkstoffkonstant (z. B. Hyperforat, Jarsin). Aber auch die Selbstherstellung von Johanniskrautöl ist sinnvoll und einfach: 150 Gramm frische Blüten werden im Mörser oder in der Küchenmaschine zerkleinert und mit 500 g Olivenöl in einem Einmachglas übergossen. Gut verschlossen an die Sonne stellen. Täglich umschütteln, nach 3 Wochen durch ein Taschentuch filtrieren und die Blüten darin auspressen. Morgens und abends 1 Teelöffel voll einnehmen, auch kurmäßig. Kalt und verschlossen aufbewahren. Jedes Jahr neu bereiten, da Haltbarkeit begrenzt.

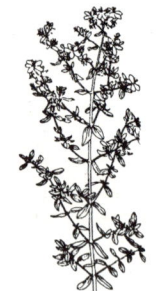

Inhaltsstoffe: In den Blüten rot fluoreszierendes Hypericin (= Hypericumrot), Hyperforin, Biflavon, ätherisches Öl, Gerbstoff.

Herkunft: Trockene sonnige Standorte in Europa.

Botanik: Deutsche Namen: Johanniskraut, Waldhopf, wissenschaftlicher Name: Hypericum perforatum, Familie: Hartheugewächse. Kniehohe, orange blühende Pflanze, deren Blütenblätter beim Zerreiben auf den Fingern den dunkelviolett erscheinenden Farbstoff Hypericin freigeben. Stengel zweikantig, Laubblätter im Gegenlicht durchscheinend gepunktet.

Anmerkung: Hypericumrot erhöht die Lichtempfindlichkeit der Haut (Photosensibilisierung), was bei innerlicher Anwendung des Öles (in Überdosis) und intensivem Sonnenbaden insbesondere bei hellhäutigen Personen zu Hautschäden führen kann.

Jojoba„öl"

ist eigentlich kein Öl, sondern ein (über 10 Grad C) flüssiges Wachs, das im Pflanzenreich einmalig ist. Gewinnung: Die zerkleinerten Samen werden – am besten kalt – ausgepreßt. Das unkonserviert sehr lange haltbare, fast geruchfreie Öl ist bestens hautverträglich. Es dringt rasch in die Haut ein. Da es keinen Fettfilm hinterläßt, eignet es sich zur Glättung und Straffung alternder Haut. Darüber hinaus ist es ein vorzügliches medizinisches Naturkosmetikum bei rauher und beanspruchter Haut.
Das immergrüne Buchsbaumgewächs (Simmondsia chinensis) gedeiht u. a. in den Wüsten Mexikos.

Kakaoschalen

Testae Cacao

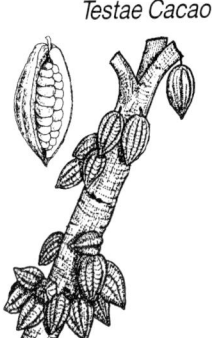

sind die Samenhüllen der zu Genußzwecken verwendeten Kakaobohnen. Die braunen Schalen haben einen angenehmen Kakaoduft und sind deshalb als geruchsverbessernde Fülldroge in Teegemischen beliebt.
Darüber hinaus enthalten Kakaoschalen Theobromin und Coffein mit harntreibendem und stimulierendem Effekt. Sie sind daher auch wirksamer Bestandteil entsprechender Tees. Der Kakaobaum (Theobroma cacao) stammt aus dem tropischen Amerika. Seine samenreichen Früchte hängen direkt am Stamm.

Kaliumreiche Pflanzen und Pflanzenteile

Kaliummangel kann auftreten bei einseitiger Ernährung, Abführmittelmißbrauch, Einnahme harntreibender Mittel und nach andauernd starkem Schwitzen etc. – mit der möglichen Folge (u.a.) von Herzrhythmusstörungen (z. B. „Herzstolpern"). Dies tritt nicht ein bei reichlichem Verzehr von Kartoffeln, Spinat, Grünen Bohnen, Karotten, Rosenkohl, Aprikosen, Bananen, Kirschen, Pflaumen sowie der Würzkräuter Dill und Basilikum.

Kalmuswurzel

Calami rhizoma = Rhizoma Calami

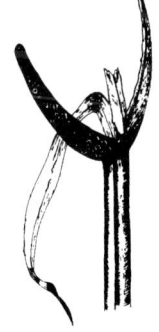

wird – genau genommen – vom Wurzel s t o c k des Kalmus (Acorus calamus) gewonnen. Die charakteristisch riechende Droge enthält etwa 3,5% ätherisches Öl, dazu Bitterstoffe und Gerbstoffe. Sie wird, geschält und geschnitten, häufig in Mischung mit anderen Magendrogen verwendet bei „nervösen" Magenbeschwerden, Blähungen sowie Appetitmangel (1 gehäufter Teelöffel pro Tasse zu den Mahlzeiten) und ist auch Bestandteil von Magenlikören.
Kalmus bildet einen grünen Blütenkolben. Die nasse Standorte bevorzugende Pflanze vermehrt sich in unserem Klima nur durch Ausläufer.
Beim feldmäßigen Kalmusanbau ist zu beachten, daß

nur die amerikanische Rasse gepflanzt wird, welche frei ist von dem in eurasischen Wildpflanzenrassen vorkommenden schädlichen Begleitstoff Asaron. Aus diesem Grund ist die Wildsammlung nicht zu empfehlen.

Kamillenblüten   *Matricariae Flos = Flores Chamomillae*

Heilanzeigen: Innerlich: Magen- und Darmkrämpfe, Magengeschwür, Blähungen, Mund-, Magenschleimhaut- und Darmentzündungen. Zur Inhalation bei Bronchitis, Schnupfen und Rachenentzündungen. Wirkung bei bakteriellen und Pilzinfektionen. Äußerlich zu Umschlägen bei Hautverletzungen und Entzündungen, nicht **im** Auge. Sitzbäder bei Hämorrhoiden und Ausfluß.

Zubereitung/Anwendung: Man brüht 1 Eßlöffel voll Kamillenblüten in einer großen Tasse mit kochendem Wasser und läßt bedeckt 5 Minuten ziehen. Der Tee soll bitter oder mit Süßstoff gesüßt 3mal täglich getrunken werden, bei Magengeschwür und Magenschleimhautentzündung kurmäßig während einiger Wochen zwischen den Mahlzeiten. Anwendung auch als Rollkur morgens vor dem Aufstehen, wobei man nach dem Trinken einer Tasse Tee je 5 Minuten auf Rücken und Bauch und den beiden Seitenlagen verbringt. Zu Umschlägen nimmt man die gleiche Menge Droge, zur Inhalation die doppelte.

Da u.a. die ätherischen Kamillenwirkstoffe nur unvollständig in einen Teeauszug übergehen, sind alkoholische Extrakte mit 40- 60 %igem Weingeist in Form industrieller Fertigpräparate noch besser wirksam, z. B. 30 Tropfen Kamillosan pro Tasse. Besonders gehaltreich ist ein nach dem Absieben und Auskühlen mit ca. 30 Tropfen Kamillosan verstärkter Kamillentee, weil er neben den wasserlöslichen (= hydrophilen) auch die weingeistlöslichen (= lipophilen) Blütenbestandteile enthält.

Einen dem Kamillosan nicht ganz gleichwertigen alkoholischen Extrakt kann man auch selbst bereiten: 1 Teil Blüten plus 10 Teile Kornschnaps eine Woche unter mehrfachem Umschütteln ansetzen, durch ein Tuch abgießen und die Blüten darin auspressen.

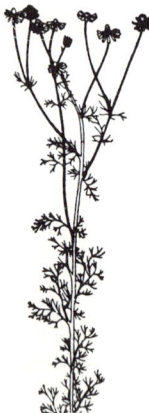

Inhaltsstoffe: Bis 2% ätherisches Öl mit Bisabololen und Proazulen u. Matrizin (aus denen sich bei der Dampfdestillation das blaue Chamazulen bildet), hochungesättigte Dicycloäther, etwa 20 Flavonoide. Die gründlich erforschten Kamillenwirkstoffe rechtfertigen die hohe Wertschätzung dieser Heilpflanze. Die Kamillenbestandteile sind ein gutes Beispiel für Synergismus (siehe Einleitung).

Herkunft: Häufig auf trockenen, kargen Standorten in Europa, Asien und Nordafrika. Deutsche (fränkische) Kamille ist sehr hochwertig, reicht jedoch bei weitem nicht aus. Große Mengen kommen aus Argentinien, Ägypten, Bulgarien, etc. Wildsammlung bei Blüh e n d e!

Botanik: Deutscher Name: Kamille, wissenschaftlicher Name: Matricaria recutita (früher chamomilla), Familie: Korbblütler. Bis kniehohe Pflanze. Ihre typisch riechenden Blütenstände zeigen das gleiche Bauprinzip wie die Sonnenblume.

Anmerkungen: Tee aus Aufgußbeuteln ist wegen des geringeren Füllgewichtes und der Drogenzerkleinerung oft unterlegen, desgleichen sog. Lebensmittelqualität (s. Seite 94). Andererseits ist der in Packungen mit unzerkleinerten Blüten unten oft vorgefundene feine Grus nur optisch nicht ansprechend. In Wirklichkeit besteht er überwiegend aus den besonders gehaltreichen gelben Röhrenblüten.

Kardobenediktenkraut   siehe Benediktenkraut

Kava-Kava-Wurzelstock (u. Wurzel)   *Piperis methystici rhizoma*

Wurzelstockauszüge der im Südseeraum heimischen Pfefferart Piper me-thysticum zeigen deutliche Effekte bei nervösen Angst- und Unruhezu-ständen. Dabei dämpfen die für die Wirkung verantwortlichen Kava-Pyro-ne (= Lactone) die geistige Leistungsfähigkeit nicht, weshalb die Droge auch bei Prüfungsangst und Lampenfieber gut ver-wendbar ist. Der Gebrauch als Teeaufguß ist wegen der schwerlöslichen Pyrone nicht sinnvoll.

Fertigarzneimittel: Kavaïn Harras, Laitan, Neuronika. Bei zusätzlich gewünschter Schlafförderung sind die auch Baldrian enthaltenden Kavosporal-comp. Dra-gees empfehlenswert. Diese verträglichen Fertigarz-neimittel sind rezeptfrei und eine gute Alternative zu „chemischen Tranquilizern", zumal weder Gewöh-nung noch psychische Abhängigkeit festzustellen sind. Die volle Wirkung tritt allerdings erst nach m e h rtägiger Anwendung ein.

Gegenanzeigen: Schwangerschaft, Stillzeit, Depres-sionen

Kleie   siehe Weizenkleie

Klettenwurzel   *Radix Bardanae*

stammt von 3 verschiedenen Klettenarten, der Großen (Arctium major), der Kleinen Klette (Arctium minus) und der Spinn-webklette (Arctium tomentosum). Die Droge hat geringe harntreibende Eigenschaften, sie wird aber in der Volksheilkunde vor allem bei unreiner Haut (Akne) angewendet. Zur Teebereitung wird 1 ge-häufter Eßlöffel voll Schnittdroge mit 2 Tassen Was-ser 5 Minuten gekocht. Der Geschmack der Abko-chung ist nicht gut. Er kann durch etwas Anisfrüch-te sinnvoll verbessert werden. **Klettenwurzelöl** wird als Haaröl bei trockener Kopfhaut verwendet. Es ist ein mit Erdnuß- oder Olivenöl hergestellter Auszug aus Klettenwurzel, also kein Öl der Kletten-wurzel selbst.

Knoblauchzwiebel   *Bulbus Allii sativi*

Heilanzeigen: Erweiterung der Blutgefäße bei Arteriosklerose, erhöhte Blutfettwerte, Blutdrucksenkung bei längerer Einnahme der frischen Ze-hen, unterstützend bei der sog. Schaufensterkrankheit der Kettenrau-cher, Darmgärung, Blähungen, träge Gallenfunktion, Roemheld-Syn-drom, unterstützend bei Diabetes. Frischer Knoblauchpreßsaft wirkt auch bei Fußpilz.

Knoblauch ist reich an Spurenelementen, darunter dem in unserer Nahrung oft knappen Selen. Dieses ist unter anderem wichtig zur Erhaltung der körpereigenen Abwehrkräfte. Die Knoblauchpräparate Kwai und Zirkulin enthalten relativ viel Selen.

Zubereitung/Anwendung: Mutige nehmen täglich 1 - 2 feingeschnittene Knoblauch„zehen" (= Teilzwiebeln) ein, Vorsichtige und v. a. Berufstätige ein wirkstoffkonstantes Fertigpräparat (z.B. Xund). Die modernen Knoblauchdragees sind – richtig dosiert – praktisch geruchfrei und erleichtern so die unerläßliche Langzeitanwendung bei Arteriosklerose und anderen Altersbeschwerden. Nur bei akuten Darmstörungen genügt kurzzeitige Knoblauchanwendung.

Inhaltsstoffe: Etwa 0,3 % ätherisches Öl mit mehreren schwefelhaltigen Bestandteilen, darunter Alliin und dessen Abbauprodukte (v. a. das stark antibakterielle u. blutzuckersenkende Allicin), Scordinine, Vitamine, Adenosin, Flavonoide, Stereoïde etc.

Herkunft: Heimat Vorder- und Südasien, in vielen wärmeren und gemäßigten Ländern kultiviert.

Botanik: Deutsche Namen: Knoblauch, Silberwurz, wissenschaftlicher Name: Allium sativum, Familie: Liliengewächse. Der Gartenzwiebel ähnliche und verwandte Pflanze mit unverwechselbarem Geruch. Die Teilzwiebeln sind von einer trockenen, glänzend hellgrauen Hülle umgeben.

Der mit dem Knoblauch verwandte **Bärlauch** bzw. **Bärenlauch** (Allium ursinum) wächst gesellig in unseren Laubwäldern. Seine weißen Blüten (April/Mai) und der typische Knoblauchgeruch sind gute Erkennungsmerkmale. Bärenlauch wird ähnlich dem Knoblauch verwendet.

Koemis Koetjingblätter   siehe Orthosiphonblätter

Königskerzenblüten, Wollblumenblüten

Verbasci flos = Flores Verbasci werden gewonnen von zwei nahe verwandten Pflanzenarten, der Gemeinen Königskerze (Verbascum phlomoides) und der Großblumigen Königskerze (Verbascum densiflorum), Familie: Rachenblütler. Die Droge enthält Flavonoide, Iridoide, Pflanzenschleim und zusätzlich Saponin, weshalb sie auch leicht auswurffördernde Eigenschaften besitzt. Die schon bei den alten Griechen benutzte Heilpflanze ist bei akuten Katarrhen etwas schwach in der Wirkung. Sie wird deshalb und wegen des hohen Preises fast immer gemischt mit anderen Drogen in fertigen Hustentees verwendet.

Korianderfrüchte

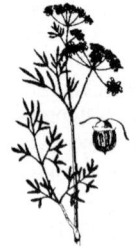

Coriandri fructus = Fructus Coriandri sind, ähnlich wie Kümmel, wirksam gegen Blähungen, aber nicht ganz so stark. Außerdem wird die Magensaftbildung angeregt. Die lavendelähnlich riechende kugelrunde Droge (wissenschaftlicher Name der Pflanze: Coriandrum sativum) ist Bestandteil vieler fertiger Verdauungspräparate. Größer ist ihre Bedeutung als Gewürz. Der Handel unterscheidet eine großfruchtige und eine kleinfruchtige (russische) Sorte, letztere mit deutlich höherem Ätherischölgehalt.

Krappwurzel   *Rubiae tinctorum radix = Radix Rubiae tinctorum*

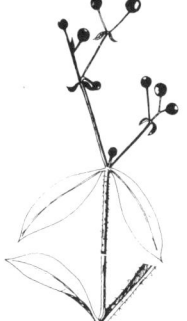

wurde früher zur Behandlung kalziumhaltiger Steine in den Harnwegen verwendet. Hierzu kann nicht mehr geraten werden, nachdem auf Betreiben des Bundesgesundheitsamtes alle Krappwurzel enthaltenden Fertigarzneimittel vom Markt genommen wurden. Begründung: Eine strengere Bewertung möglicher Schadwirkungen auf die Erbanlagen. (Vorsichtshalber ist Krapp auch als Eierfarbe zu meiden).

Krauseminzeblätter   *Folia Menthae crispae*

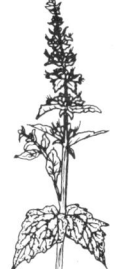

werden von krausblättrigen Abarten verschiedener Minzenarten gewonnen, meist von der Grünen Minze (Mentha spicata var. crispata). Die Droge besitzt wie die Pfefferminzblätter ätherisches Öl, welches jedoch im Geruch deutlich verschieden ist, da es im Gegensatz zum Pfefferminzöl praktisch kein Menthol enthält. An dessen Stelle ist im Öl der Krauseminze viel Carvon zu finden, das auch im Kümmelöl dominiert.

Die Blätter der Krauseminze werden ähnlich wie die der Pfefferminze verwendet (siehe dort). Große Mengen des ätherischen Öles der Krauseminze gehen in die Zahnpasta- und die Kaugummiherstellung (Spearmint).

Kreuzdornbeeren
          Rhamni cathartici fructus = Fructus Rhamni cathartici

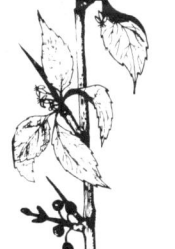

Heilanzeigen: Nur kurzzeitige Anwendung bei Verstopfung. Wirkung auf den Dickdarm.

Zubereitung/Anwendung: 2 Teelöffel getrockneter Beeren werden mit einer großen Tasse Kaltwasser übergossen und kurz aufgekocht. Nach 10 Minuten wird der Tee abgeseiht und vor dem Schlafengehen getrunken. Eintritt der Wirkung nach etwa acht Stunden. Nicht während Schwangerschaft und Stillzeit anwenden.

Inhaltsstoffe: Anthrachinonglykoside
Herkunft: Weite Verbreitung in Europa einschließlich Rußland; Nordafrika, Asien.
Botanik: Deutscher Name: Kreuzdorn, wissenschaftlicher Name: Rhamnus catharticus, Familie: Faulbaumgewächse. Dorniger Busch unserer Wälder mit unauffälligen grünlichen Blüten und schwarzen Beerenfrüchten. Nahe verwandt mit dem stärker wirkenden Faulbaum (siehe Seite 30).

Kümmelfrüchte

Carvi fructus = Fructus Carvi

Heilanzeigen: Unsere wohl beste Heilpflanze bei Blähungen und Krämpfen im Magen-Darmbereich, unterstützend bei Leber- und Gallebeschwerden sowie nervösen Herz-Magenbeschwerden; ferner milchbildend.

Zubereitung/Anwendung: Man übergießt 1 Teelöffel voll Droge, die man nach Möglichkeit unmittelbar zuvor im Mörser etwas gestoßen hat, in einer großen Tasse mit kochendem Wasser und läßt bedeckt 10 Minuten ziehen. Der Tee wird zwischen den Mahlzeiten getrunken, insbesondere zu blähenden Speisen, wie Kohl, neuen Kartoffeln. Gleiches erreicht man durch einfaches Zerkauen von 2 Messerspitzen Kümmel oder bequemer durch Einnahme von 10 Tropfen ätherischem Kümmelöl auf wenig Zucker. Kümmel ist – je nach Dosierung – Arzneimittel oder Gewürz (und damit Lebensmittel), oft mehr oder weniger beides wie beim Kümmelschnaps.

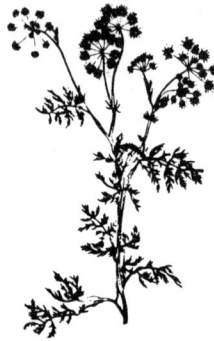

Inhaltsstoffe: Mindestens 4 % ätherisches Öl mit den Hauptbestandteilen Carvon (über 50 %) und Limonen (ca. 25 %). Vor der Vollreife geernteten Früchte sind am ölreichsten.

Herkunft: Wild auf Wiesen und an Straßenrändern Eurasiens. Anbau in Holland, Spanien, Italien und vielen weiteren Ländern.

Botanik: Deutscher Name: Kümmel, wissenschaftlicher Name: Carum carvi, Familie: Doldengewächse. Bis kniehohe, meist weiß blühende Pflanze, deren Früchte – auch bereits die unreifen – beim Zerreiben zwischen den Fingern typisch riechen. Nahe verwandt ist der wärmere Gebiete bevorzugende **Kreuzkümmel.** Seine Früchte sind von „unserem" Kümmel infolge eines wesentlich anders zusammengesetzten Ätherischöles geruchlich grundverschieden. Trotzdem wird der Kreuzkümmel (Cuminum cyminum) ähnlich verwendet.

Anmerkung: Die Doldengewächse sind meist krautige Pflanzen mit durch Knoten gegliederten hohlen Stengeln. Ihre Blütenstände sind zusammengesetzte Dolden, ihre Blätter meist gefiedert. Sie sind bes. in den außertropischen Gebieten der nördlichen Erdhälfte in über 3000 Arten verbreitet. Außer Kümmel zählen zu den Doldengewächsen folgende Heilpflanzen: Anis, Engelwurz, Fenchel, Khella, Koriander, Liebstöckel, Sanikel etc.

Kürbissamen

Cucurbitae peponis semen = Semen Cucurbitae

werden vereinzelt als Bandwurmmittel verwendet, außerdem vermehrt auch bei Prostatabeschwerden. Zur Bandwurmkur bei Erwachsenen werden 300 g Kürbiskerne in der Küchenmaschine vermahlen und unter Zusatz von Preiselbeeren und Milch ein Brei bereitet, welcher morgens nüchtern gegessen wird. Der Kürbisbrei tötet den Bandwurm nicht, sondern lähmt ihn nur, so daß er sich nicht mehr am Darm festhalten kann. Nach 2 Stunden muß 1 Eßlöffel Rizinusöl genommen werden. Diese Prozedur ist unschädlich, aber nicht so sicher wirksam wie synthetische Mittel aus der Apotheke, z.B. Yomesan. Auch bei der Behandlung von Reizblase und Prostatabeschwerden sind verhältnismäßig große Mengen Kürbiskerne einzunehmen und zwar von einer schalenlosen grünen Spezialzucht. Diese enthält u.a. Cucurbitine, Vitamin E, Phytosterine und Selen. Die Tagesdosis beträgt morgens und abends je 1 gehäuften Eßlöffel während mehrerer Monate. Der Geschmack dieses Diätetikums ist angenehm nußartig.

Kurkumawurzelstock   siehe Curcumawurzelstock

Lapachorinde
auch „Inkatee" genannt, wird bei uns als Lebensmittel angeboten. In Südamerika ist sie ein altes Hausmittel bei Erkältung und zur Steigerung der Abwehrkraft etc. Man überbrüht 2 Teelöffel (ca. 2 g) pro Tasse und läßt 10 min ziehen. Dreimal täglich eine Tasse, warm oder kalt.

Lavendelblüten   *Lavandulae flos = Flores Lavandulae*

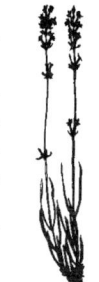

werden zwar hauptsächlich wegen ihres feinen ätherischen Öles in der Parfümerie verwendet, sie besitzen aber auch leichte Heilwirkungen. Äußerlich bewirkt das Öl Hautreiz und fördert so die Durchblutung. Bei innerlicher Anwendung wird die Droge als galletreibend und schwach beruhigend bezeichnet, auch bei nervösem Reizmagen und Blähungen. In entsprechenden Kombinationspräparaten ist Lavendel (Lavandula angustifolia) des öfteren anzutreffen. Die Anwesenheit des Blütenkelchs mindert die Qualität der Droge nicht. Der tiefblau blühende Lippenblütler wird in Südfrankreich und Spanien in großen Kulturen angebaut.

Leinsamen   *Lini semen = Semen Lini*
Heilanzeigen: Füll- und Gleitmittel bei Verstopfung; Sodbrennen, Magenschleimhautentzündung, Magen- und Darmgeschwüre, Hämorrhoiden, Diätetikum mit hohem Gehalt an ungesättigten (essentiellen) Fettsäuren.
Zubereitung/Anwendung: Leinsamen sollen bei Verwendung als Abführmittel stets grob geschrotet mit reichlich Flüssigkeit eingenommen werden. Das Schrot **frisch** herstellen lassen und verschlossen sowie kalt höchstens 6 Wochen aufbewahren.
Anfangs müssen bei Verstopfung morgens, mittags und abends 1-2 Eßlöffel Schrot mit viel Flüssigkeit genommen werden und in den ersten Tagen gegebenenfalls zusätzlich die halbe Dosis des bisher verwendeten Abführmittels. Nach mehreren Tagen sollten nur noch 2mal täglich 1-2 Eßlöffel Schrot nötig sein und nach einigen Wochen nur noch abends 1-2 Eßlöffel voll, zusammen mit Joghurt und Obst. **Merke: Stuhlgang nur 3mal wöchentlich ist bei unserer schlackenarmen Ernährung noch als normal anzusehen.** Leinsamenschrot soll ununterbrochen nur noch bis zu einem Monat eingenommen werden. Die milde Abführwirkung erfolgt nach etwa 10 – 12 Stunden durch den quellenden Pflanzenschleim und die unverdauliche Samenschale (Ballaststoff).
Bei regelmäßiger Einnahme von Leinsamen ist deren nicht geringer Nähr-

wert zu beachten: 1 Eßlöffel voll Leinsamenschrot hat etwa 335 Kilojoule (80 Kalorien). Ggf. etwas weniger Nahrung aufnehmen!

Bei Magenschleimhautentzündung, Sodbrennen, Magen- und Darmgeschwüren setzt man 1 Eßlöffel voll **ungeschrotetem** Leinsamen mit 0,3 Liter Wasser kalt an, kocht kurz auf, läßt unter gelegentlichem Umrühren etwas abkühlen und gießt die noch heiße Abkochung durch ein Teesieb. Die Wirkung wird gesteigert, wenn gleich nach dem Aufkochen 2 Teelöffel voll Kamillenblüten beigemischt werden. Vor und zu den Mahlzeiten werden warm 1 - 2 Tassen getrunken.

Inhaltsstoffe: 3 – 6 % Pflanzenschleim, ca. 6 % Rohfaser, über 35 % hochungesättigtes Öl (v.a. Linolsäure), Eiweiß; Glykoside, v. a. Linustatin. Hieraus wird enzymatisch etwas Blausäure freigesetzt. Bei sachgemäßer Anwendung sind Nebenwirkungen nicht zu befürchten, selbst bei täglichem Verzehr von 150 Gramm nicht (bei intakter Magenfunktion). Die Samen enthalten mit über 8 Milligramm pro 100 Gramm doppelt soviel Eisen wie Spinat. Der in Spuren nachweisbare Cadmiumgehalt wurde vom Bundesamt für Arzneimittel und Medizinprodukte auf maximal 0,3 mg pro Kilogramm festgelegt.

Herkunft: Bereits vor über 4000 Jahren in Ägypten und Vorderasien kultiviert, heute Anbau in vielen wärmeren und gemäßigten Ländern.

Botanik: Deutsche Namen: Lein, Flachs, wissenschaftlicher Name: Linum usitatissimum, Familie: Leingewächse. Tiefblau blühende, kniehohe Pflanze mit faserigem Stengel und schmalen Blättern. Der sogenannte „Kreuzungslein" ist sowohl zur Flachsgewinnung als auch zur Samenernte geeignet.

Anmerkung: Unsere Ernährung ist im allgemeinen viel zu arm an unverdaulichen Ballaststoffen. Dies hat zur Folge, daß der Stuhl zu lange im Darm verweilt. Als optimal wird die tägliche Zufuhr von etwa 12 g Rohfaser angesehen. Kleinsamige Leinsorten enthalten relativ mehr Rohfaser als großsamige. Viel Rohfaser enthalten auch Weizenkleie (siehe dort) und Hülsenfrüchte.

Leinöl gilt als vorbeugendes **Zeckenmittel** für **Hunde.** Man mischt – je nach Größe des Tieres – 10 bis 20 Tropfen in das Morgenfutter. Die daraufhin etwas veränderte Fellausdünstung mögen Zecken offenbar nicht.

Liebstöckelwurzel

Levistici radix = Radix Levistici

wird aus dem bei uns angebauten, wegen des Geruches der Blätter auch Maggikraut genannten Liebstöckel (Levisticum officinale) gewonnen. Die Wurzeldroge wird auf Grund ihres ätherischen Ölgehaltes in der Volksheilkunde als Magenmittel, bei Blähungen und Husten, zur Förderung der Menstruation und zur Steigerung der Harnmenge verwendet. Keine dieser Wirkungen ist sonderlich stark. Aus diesem Grund wird Liebstöckelwurzel bevorzugt in Mischungen mit anderen Drogen benutzt, beispielsweise in harntreibenden Tees zusammen mit Wacholderbeeren, Hauhechelwurzel und Petersilienwurzel. Bei längerer Anwendung der Wurzeldroge sollte auf lange Sonnenbäder verzichtet werden.

Liebstöckel ist übrigens keine „Liebesdroge". Der Name rührt her von der sinnentstellenden Eindeutschung des lateinischen Wortes levisticum.

Lindenblüten

Tiliae flos = Flores Tiliae

Heilanzeigen: Zur Schwitzprozedur bei Erkältungskrankheiten. (Die Schwitzbereitschaft des Körpers ist täglich ab 15 Uhr am größten. An der Wirkung ist die Anwendungsart in Form des heißen Tees mitbeteiligt). Reizhusten.

Zubereitung/Anwendung: 2 Teelöffel geschnittener Lindenblüten werden in einer großen Tasse mit kochendem Wasser überbrüht. Man läßt bedeckt fünf Minuten ziehen und trinkt den Tee nach Ansüßen mit Honig möglichst warm und rasch. Öfter werden auch Mischungen aus gleichen Teilen Lindenblüten und Holunderblüten in der beschriebenen Weise zubereitet und verwendet.

Inhaltsstoffe: Wenig ätherisches Öl, Pflanzenschleim, mehrere Flavonglykoside.

Herkunft: Weite Verbreitung der beiden arzneilich genutzten Arten in den Wäldern Europas und Nordasiens. Die hauptsächlichen Lieferländer sind Österreich, Polen, Rußland, Balkanländer, Oberitalien.

Botanik: Deutsche Namen: Sommerlinde, wissenschaftlicher Name: Tilia platyphyllos und Winterlinde oder Steinlinde, wissenschaftlicher Name: Tilia cordata, Familie: Lindengewächse. Die kleinblättrige Winterlinde blüht etwas später als die mit größeren Blättern ausgestattete Sommerlinde. Die süß honigartig duftenden Blüten werden von einem gelbgrünen auffälligen sog. Hochblatt (Braktee) getragen. Die Blüten samt Hochblättern bilden die Droge. Als Verfälschung gelten die Blüten der in Parks oft anzutreffenden Silberlinde (Tilia tomentosa).

Anmerkung: Lindenholz wird, zu Kohle verschwelt (Carbo Tiliae), als Pulver bei Durchfall verwendet.

Löwenzahnwurzel, Löwenzahnkraut mit Wurzel

Taraxaci radix, Taraxaci radix cum herba = Radix Taraxaci u. cum Herba

Heilanzeigen: Anregung der Leber zur Mehrproduktion von Gallenflüssigkeit, bei Gallensteinen, Steigerung der Harnmenge, Bittermittel bei Magensäuremangel. Außerdem wird über günstige Wirkungen auf die Bauchspeicheldrüse, bei chronischem Rheumatismus und Ekzemen berichtet. Der weiße Milchsaft kann zum Betupfen bei Warzen versucht werden. Der gelbe Milchsaft von Schöllkraut ist wirksamer.

Zubereitung/Anwendung: Die Tagesmenge wird bereitet durch Kaltansetzen von 3 (– 4) gehäuften Teelöffeln geschnittener Wurzel mit zwei großen Tassen Wasser. Der Ansatz wird zum Kochen erhitzt und warm abgeseiht. Man trinkt von dem Absud zu den Hauptmahlzeiten eine Tasse. In gleicher Weise wird die ähnlich wirkende Mischung aus Löwenzahnwurzel mit Kraut zubereitet und angewendet. Löwenzahn dient auch zur sogenannten Frühjahrskur. Diese muß wenigstens einen Monat lang durchgehalten werden, wobei morgens und abends eine Tasse der Drogenabkochung getrunken wird. Auch chronischer Rheumatismus kann nur bei

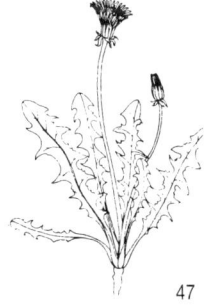

Langzeitanwendung günstig beeinflußt werden. Preßsaft aus frischem Löwenzahn ist ebenfalls gebräuchlich (Kneipp).

Inhaltsstoffe: Bitterstoffe, die unter dem Sammelbegriff Taraxacin zusammengefaßt werden, Inulin, Triterpene, relativ viel Kalium.

Herkunft: Die Pflanze ist fast überall häufig. Die Droge stammt sowohl aus Wildsammlung als auch aus Anbau. Die Ernte erfolgt vor Blühbeginn.

Botanik: Deutsche Namen: Löwenzahn, volkstümlich Seichblume, Bettpisser, Pusteblume, wissenschaftlicher Name: Taraxacum officinale, Familie: Korbblütler.

Lungenkraut
Pulmonariae herba = Herba Pulmonariae
wurde früher gegen Husten und andere Lungenerkrankungen verwendet. Das Lungenkraut (Pulmonaria officinalis) enthält zwar etwas Saponin, Kieselsäure und Gerbstoff, aber von allem nicht genug, um heutigen Anforderungen zu genügen.

Mädesüßblüten
siehe Spierstaudenblüten

Magnesiumreiche Pflanzen und Pflanzenteile
Unsere oft unausgewogene Nahrung enthält häufig zu wenig Magnesium. Der Tagesbedarf des gesunden Erwachsenen beträgt mind. 300 mg. Weizenkeime, Weiße Bohnen, Sonnenblumenkerne, Nüsse, Mandeln, Bierhefe, Haferflocken, Spinat, Kakao und das Würzkraut Basilikum enthalten besonders reichlich Magnesium.

Mahonienrinde (-wurzel)
Mahoniae cortex (radix)
wird als homöopath. Urtinktur – und deren Verdünnungen – eingenommen bei Schuppenflechte (Psoriasis). Die Wirkung wird oft deutlich verstärkt bei gleichzeitiger äußerlicher Anwendung in Salbenform (Rubisan).

Maisgriffel
Stigmata Maidis
sind die Haarbüschel der Maisblüte. Sie enthalten u. a. Saponine, Flavone, ätherisches Öl, Harz sowie Alkaloide und wirken kräftig harntreibend. Die rotbraune Droge ist auch als Entfettungsmittel gebräuchlich. Dosis: 1 Gramm als Pulver. Aufbewahrung luftdicht verschlossen.

Majorankraut
Majoranae herba = Herba Majoranae

Der in Deutschland angebaute Majoran (Origanum majorana) ist im südöstlichen Mittelmeergebiet heimisch. Er besitzt schwach magensaftanregende und blähungswidrige Eigenschaften und dient hauptsächlich als Gewürz.

Malvenblätter
Malvae folium = Folia Malvae

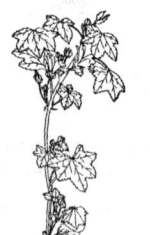

Die Droge stammt von der Wilden Malve (Malva sylvestris) und der Weg-Malve (Malva neglecta), welche auch Käsepappel heißt. Beide Heilpflanzen enthalten bis 8 % Pflanzenschleim.

Heilanzeigen: Katarrhe der oberen Luftwege, Entzündungen im Mund- und Rachenraum. Für einen Siedendwasser-Aufguß sind mindestens 2 gehäufte Teelöffel Schnittdroge nötig. Auch dann ist die Wirkung eher bescheiden. Höher zu bewerten sind die Blüten der Wilden Malve. **Malvenblüten** werden auch wegen ihrer (getrocknet) tiefblauen Farbe gerne Hustentees beigemischt.

Mariendistelfrüchte   *Cardui mariae fructus = Fructus Cardui Mariae*
Heilanzeigen: Lebererkrankungen (z.B. Fettleber), Besserung der Begleitbeschwerden im Magen-Darmbereich.
Zubereitung/Anwendung: Die fast geschmacksfreien Früchte eignen sich zur Teebereitung weniger gut, weil ihre Wirkstoffe – auch nach Zerkleinern – nur wenig wasserlöslich sind. Möglich, aber etwas umständlich ist die täglich dreimalige Einnahme eines knappen Teelöffels voll gepulverter Mariendistelfrüchte (Küchenmixer) eingehüllt in eine feuchte, große Oblate, oder mit Müsli etc. vermischt. Zweckmäßigerweise bereite man sich für mehrere Tage einen kleinen Vorrat von etwa 100 g Pulver. Aufbewahrung gut verschlossen in einem Glas. Langzeitanwendung ist unerläßlich, jeglicher Alkoholgenuß untersagt. Bekanntestes Fertigarzneimittel mit standardisiertem Mariendistelwirkstoff ist das Legalon.

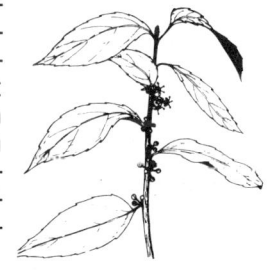

Inhaltsstoffe: Mehrere Flavonoide: Silibinin, Silidianin und Silychristin, zusammengefaßt unter dem Namen Silymarin.
Herkunft: Mittelmeerländer, Nordafrika, u.a. in Deutschland angebaut.
Botanik: Deutsche Namen: Mariendistel, Stechkraut, wissenschaftlicher Name: Silybum marianum, Familie: Korbblütler. Bis über hüfthohe schöne Distel mit auffälligen weißgescheckten Blättern und tiefroten Blütenköpfen.

„Massai-Tee"   siehe - richtiger - Rotbuschtee Seite 58
(Das Massai-Volk lebt in Tansania und Kenia. Die Droge kommt jedoch aus dem südafrikanischen Kapland.)

Mate**blätter**   *Mate folium = Folia Mate*
sind als Matetee (= Yerba) das Nationalgetränk südamerikanischer Länder. Der besonders in Paraguay und Brasilien beheimatete Matestrauch (Ilex paraguariensis) liefert die auch bei uns bekannte Droge, die sowohl unbehandelt (grün) als auch geröstet angeboten wird. Beide Sorten dienen hauptsächlich zu Genußzwecken. Mateblätter wirken durch ihre Inhaltsstoffe Coffein (ca. 1,5 %) und Theobromin anregend, harntreibend und hungerdämpfend, weshalb sie auch bei Schlankheitskuren zunehmend gefragt sind. Die Argentinier bereiten ihren Matetee so zu: Ein Glas mit Saugrohr (Bombilla) wird bis zur Hälfte mit der Droge gefüllt und mit beinahe kochendem Wasser übergossen. Dann läßt man 10 bis 15 Min. ziehen. Der Aufguß kann mit der gleichen Drogenfüllung einige Male wiederholt werden. Feingeschnittene Droge in Aufgußbeuteln liefert weniger umständlich vergleichbare Teeauszüge.

Meerrettich**wurzel**   *Armoraciae radix = Radix Armoraciae*
Heilanzeigen: Bronchialkatarrh, Blasenkatarrh. Nicht bei Nierenerkrankungen. Äußerlich: Zur Anregung der Hautdurchblutung bei Gicht, Rheuma sowie bei Furunkeln und Karbunkeln.

Zubereitung/Anwendung: Innerlich: Es gibt zwei Möglichkeiten.
1. Die frische Wurzel wird in der Küchenmaschine zu einem Mus zerschlagen oder einfach mit dem Messer geschabt. Man nimmt hiervon dreimal täglich ein bis zwei Kaffeelöffel voll ein. Unerläßlich ist die vorherige Vermischung mit der dreifachen Menge Apfelbrei o. dgl.

2. Man raspelt die Wurzel grob, gibt die etwa doppelte Menge Zucker dazu und läßt über Nacht Saft ziehen. Der sirupartige Saft wird durch ein feines Tuch abgegossen und bei Husten davon dreimal täglich ein Eßlöffel voll eingenommen. **Äußerlich:** Bei Rheuma, Furunkel und Karbunkel streicht man den Meerrettichbrei pur auf die betroffene Hautstelle in dicker Schicht auf. Vor allem bei ausgedehnter Anwendung zuvor auf nur markstückgroßer Fläche Verträglichkeit prüfen!

Inhaltsstoffe: Allylsenföl, Rhodanwasserstoff und andere bakterienhemmende Substanzen, Vitamin C.
Herkunft: Südosteuropa, bei uns vor allem Anbau in Franken.
Botanik: Deutsche Namen: Meerrettich, Kren, wissenschaftlicher Name: Armoracia rusticana, Familie: Kreuzblütler. Bis zu hüfthohe unauffällig weiß blühende Staude mit sehr großen Grundblättern.
Anmerkung: Trotz der beschriebenen Heilwirkungen wird Meerrettich bekanntlich ganz überwiegend als Lebensmittel genutzt.

Melissenblätter *Melissae folium = Folia Melissae*

werden vorrangig zur Nervenberuhigung und Schlafförderung verwendet, ferner bei nervösen Magenbeschwerden. Frische Melissenblätter duften beim Zerreiben fein zitronenartig (Hauptbestandteile Citronellal u. Citral), weshalb die Pflanze auch Zitronenmelisse genannt wird. Wissenschaftlicher Name: Melissa officinalis.
Da das ätherische Öl in sehr empfindlichen kleinen Drüsen auf den Blattflächen enthalten ist, geht beim Trocknen und Drogenschnitt nicht wenig verloren. Daneben sind in der Droge noch Labiaten-Gerbstoff (= Rosmarinsäure) und Bitterstoff enthalten. Getrocknete Melissenblätter müssen alles in allem als nur schwach wirksam angesehen werden. Spanische Anbauware ist am gehaltreichsten. Die geschmackliche Abrundung

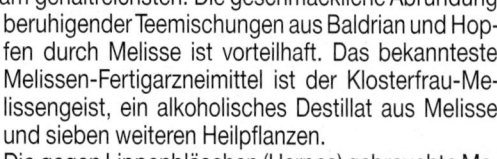

beruhigender Teemischungen aus Baldrian und Hopfen durch Melisse ist vorteilhaft. Das bekannteste Melissen-Fertigarzneimittel ist der Klosterfrau-Melissengeist, ein alkoholisches Destillat aus Melisse und sieben weiteren Heilpflanzen.
Die gegen Lippenbläschen (Herpes) gebrauchte Melissencreme Lomaherpan wirkt infolge der erwähnten Gerbstoffe. (Allen pflanzlichen Mitteln überlegen ist allerdings die chem. Substanz Aciclovir.)
Keinerlei Melissenbestandteile enthält Spiritus Melissae compositus, der Karmelitergeist des Deutschen Arzneibuches 6. Ausgabe. Hier handelt es

sich um eine weingeistige Lösung von Zitronellöl, Muskat-, Zimt- und Nelkenöl. Zitronellöl ähnelt in Duft und Wirkung dem Melissenöl. Es stammt von einer fernöstlichen Grasart.

Mistelkraut
Visci albi herba = Herba Visci albi

Die Droge besteht aus den grüngelben Blättern und den äußeren Zweigen der Mistel (wissenschaftlicher Name: Viscum album). Sie ist ein kugeliger, immergrüner Halbschmarotzer unserer Nadel- und Laubbäume. Mistelauszüge sind in blutdrucksenkenden Fertigarzneimitteln zu finden.

Zubereitung/Anwendung: Man setzt vier bis sechs gehäufte Teelöffel voll mit 1/2 Liter Wasser über Nacht an, erhitzt kurz zum Kochen und trinkt nach Abseihen morgens sowie abends langfristig eine Tasse Tee. Auch Überbrühen und 15minütiges Ziehenlassen vor dem Abseihen ist möglich. Der blutdrucksenkende Effekt der Mistel ist unsicher. Dennoch wird öfter über die Besserung der Begleiterscheinungen des Bluthochdruckes wie Schwindel und Kopfdruck berichtet. In Form von Spritzen wird die Droge wegen der

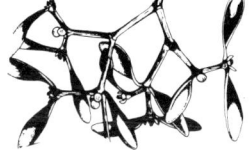

enthaltenen 4 Viscotoxine und der nachgewiesenen 3 Lectine als Gewebereizmittel bei Arthrose und unterstützend bei Tumoren genutzt. Fertigarzneimittel: Plenosol, Iscador. Bezüglich Halbschmarotzer siehe Augentrostkraut S. 17.

Mutterkrautblätter

enthalten als Hauptwirkstoff Parthenolid. Die Droge gilt als bewährtes Migränemittel, auch vorbeugend. Bei Arthritis wird ebenfalls über Erfolge berichtet. Für beide Heilanzeigen gibt es plausible wissenschaftliche Annahmen. Der Korbblütler Mutterkraut (Chrysanthemum parthenium) stammt u. a. aus Kleinasien und ist bei uns als Zierpflanze in verschiedenen Gartenformen beliebt.

Odermennigkraut
Agrimoniae herba = Herba Agrimoniae

Heilanzeigen: Durchfall, äußerlich bei Entzündung der Mundschleimhaut, zu Bädern und Umschlägen bei Hautentzündungen.

Zubereitung/Anwendung: 1 – 2 gehäufte Teelöffel voll Schnittdroge werden mit 1 großen Tasse Wasser zum Kochen erhitzt und nach fünfminütigem Ziehenlassen abgeseiht. Bei Durchfall sind täglich 2 – 3 frisch bereitete, mit Traubenzucker und 1 Messerspitze Kochsalz versetzte Tassen Tee zu trinken. Bei Mundschleimhautentzündung wird mehrmals täglich, besonders nach den Mahlzeiten, mit dem ungesüßten Aufguß gegurgelt.

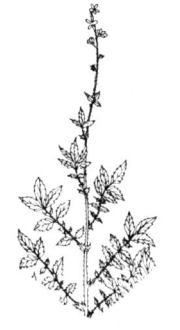

Inhaltsstoffe: Gerbstoff, wenig ätherisches Öl, Bitterstoff.
Herkunft: Weite Verbreitung auf trockenen sonnigen Standorten in Europa, Asien und Nordamerika.
Botanik: Deutscher Name: Odermennig, wissenschaftlicher Name: Agrimonia eupatoria, Familie: Rosengewächse. Etwa kniehohe, goldgelb blühende Pflanze, deren Früchte durch klettenartige Borsten leicht am Fell der Tiere hängenbleiben und so verbreitet werden. Der Stengel ist auffallend rauhhaarig. Kraut und Wurzel geben beim Zerreiben einen aromatischen Geruch ab. Die Anwesenheit von Gerbstoff ist bei den Rosengewächsen recht häufig.

Olivenblätter

Oleae folium = Folia Oleae

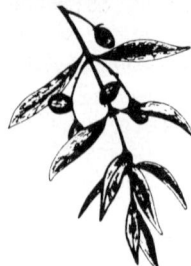

Der Oliven- oder Ölbaum (Olea europaea) der Heiligen Schrift ist wegen seiner ölreichen Früchte ein jahrtausendelanger Begleiter der mediterranen und nahöstlichen Kulturen.

Die silbriggrauen Blätter des langlebigen, knorrigen Baumes sind eine wenig bekannte blutdrucksenkende Droge. Die nicht unumstrittene Wirkung beruht offenbar auf dem Bitterstoff Oleuropeïn. Der Teeaufguß (1 gehäufter Teelöffel pro Tasse, morgens und mittags) kann ärztliche Maßnahmen allenfalls unterstützen.

Orthosiphonblätter

Orthosiphonis folium = Folia Orthosiphonis

Heilanzeigen: Leichtere Fälle von Blasen- und Nierenentzündung, Förderung der Harnbildung, Nierengrieß, erhöhte Kochsalzausschwemmung.

Zubereitung/Anwendung: Bereitung der Tagesmenge durch Überbrühung von knapp 1 Handvoll Schnittdroge mit 1 Liter kochendem Wasser. Der Tee wird erst nach völligem Erkalten abgeseiht. Man trinkt morgens, mittags und abends je 1 große Tasse Tee.

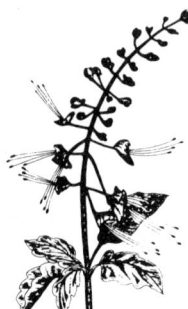

Inhaltsstoffe: Saponine, Flavone, ätherisches Öl, reichlich Kaliumsalze.
Herkunft: Sumatra, Java, Südindien, Australien.
Botanik: Deutsche Namen: Orthosiphon, Indischer Nierentee, Java-Tee, Koemis Koetjing (sprich Kumis Kutsching, zu deutsch Katzenbart), wissenschaftlicher Name: Orthosiphon aristatus, Familie: Lippenblütler. Blaßviolett blühende, unserer Pfefferminze ähnliche Pflanze.

Passiflora

siehe Passionsblumenkraut

Passionsblumenkraut

Passiflorae herba = Herba Passiflorae

Heilanzeigen: Nervöse Unruhe (besonders bei Kindern), leichte Einschlafstörungen, nervös bedingte Magen- und Darmbeschwerden.

Zubereitung/Anwendung: 1 gehäufter Teelöffel voll Schnittdroge wird in 1 großen Tasse mit siedendem Wasser übergossen und nach 10 Minuten abgeseiht. Man trinkt zu den Mahlzeiten und 1/2 Stunde vor dem Schlafengehen 1 Tasse frisch bereiteten Tee. Auch Mischungen mit Baldrianwurzel sind sinnvoll. Fertigarzneimittel: Plantival.

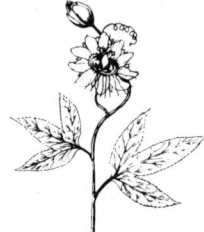

Inhaltsstoffe: Flavonoide (z.B. Vitexin), Cumarine, Maltol, keine Harmanalkaloide.
Herkunft: Südliches Nordamerika, Mittelamerika.
Botanik: Deutscher Name: Passionsblume, wissenschaftlicher Name: Passiflora incarnata, Familie: Passionsblumengewächse. Stauden mit ungewöhnlichen weiß-violetten Blüten. Diesen verdankt die Kletterpflanze den Namen: Innerhalb der Blütenblätter steht ein Fadenkranz, welcher einer Dornenkrone ähnelt. Die 5 Staubblätter symbolisieren die Wundmale und die 3 Narben die Kreuznägel.

Pestwurzblätter
Petasitidis folium = Folia Petasitidis

Heilanzeigen: Volksmedizinisch bei Reizmagen, krampfartigen Schmerzen von Magen, Galle und Darm, Menstruationsbeschwerden, Asthma. Nicht länger als 6 Wochen pro Jahr anwenden, während Schwangerschaft und Stillzeit überhaupt nicht.

Zubereitung/Anwendung: 1 gehäufter Teelöffel voll Schnittdroge (auch mit Wurzel) wird in einer Tasse überbrüht und nach zehn Minuten abgeseiht. Man trinkt zu den beiden Hauptmahlzeiten eine Tasse des warmen Aufgusses.

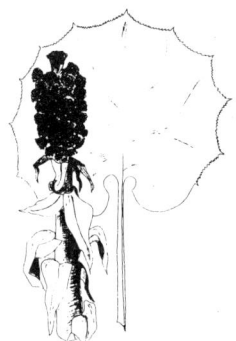

Inhaltsstoffe: Petasine, zum Teil schwefelhaltig.

Herkunft: In Europa verbreitet an feuchten, schattigen Standorten.

Botanik: Deutscher Name: Pestwurz, wissenschaftlicher Name:Petasites hybridus, Familie: Korbblütler. Die Blätter der bis kniehohen Pflanze ähneln denen des nahe verwandten Huflattichs, sind aber viel größer. Die Blüten beider Pflanzen sind dagegen sehr verschieden: Die blaßvioletten Pestwurzblüten sind in einem gestielten Blütenstand vereinigt, Huflattichblütenköpfchen sind bekanntlich gelb und stehen einzeln am Ende eines Stengels.

Petersilienfrüchte (Petersiliensamen)
Petroselini fructus = Fructus Petroselini

Heilanzeigen: Kräftig harntreibend bei Wasserstauungen, milchbildend für stillende Mütter, krampflösend, bei Appetitmangel. Bei Schwangerschaft ist die Droge nicht erlaubt, ebenso nicht bei Nierenkrankheiten.

Zubereitung/Anwendung: Eine geringe Menge Früchte wird vor der Teebereitung im Mörser gestoßen und hiervon ein knapp halber Teelöffel voll (nicht mehr!) in einer Tasse mit kochendem Wasser überbrüht. Man läßt bedeckt fünf Minuten ziehen. Morgens, mittags und abends wird je eine Tasse Tee getrunken.

Inhaltsstoffe: Viel ätherisches Öl mit Hauptbestandteil Apiol, außerdem Glykosid Apiin.

Herkunft: Heimat östlicher Mittelmeerraum, weltweiter Anbau.

Botanik: Deutsche Namen: Petersilie, volkstümlich auch Peterling, wissenschaftlicher Name: Petroselinum crispum, Familie: Doldengewächse. Unscheinbar grüngelb blühende Pflanze, deren gefiederte Blätter beim Zerreiben zwischen den Fingern typisch würzig riechen.

Anmerkung: Die Droge hat u.a. bei Überdosierung deutliche Nebenwirkungen auf Niere, Gebärmutter, Blase etc., wodurch die therapeutische Anwendung eingeschränkt wird.

Petersilienwurzel
Petroselini radix = Radix Petroselini

wird – seltener – ähnlich wie Petersilienfrüchte verwendet. Da die Wurzel jedoch wesentlich weniger wirksam ist als die Früchte, sind höhere Mengen zur Teebereitung erforderlich. Man nimmt zwei Teelöffel voll Schnittdroge pro Tasse.

Petersilienkraut
Petroselini herba = Herba Petroselini
wirkt schwächer als die Wurzel und dient wohl ausschließlich als harmloses Gewürz. Bei der Verwendung von Petersilienkraut ist lediglich darauf zu achten, daß keine Hundspetersilie genommen wird. Die giftige Hundspetersilie ist an den auf der Unterseite glänzenden Blättern zu erkennen. Außerdem riechen die Blätter der Hundspetersilie beim Zerreiben unangenehm, nicht würzig. Krausblättrige Petersilienblätter stammen immer von der echten Petersilie.

Pfefferminzblätter
Menthae piperitae folium = Folia Menthae piperitae

Heilanzeigen: Anregung der Galleproduktion bei Gallenbeschwerden (Gallensteine), Blähungen, Magen- und Verdauungsstörungen, auch mit Krämpfen, ferner unterstützend bei Übelkeit, Brechreiz und Durchfall.

Zubereitung/Anwendung: 1 Eßlöffel voll Schnittdroge wird in einer Tasse mit kochendem Wasser überbrüht. Man läßt 10 Minuten bedeckt ziehen.
Bei krampfartigen Beschwerden und Entzündungen erhöht der Zusatz von 1 Teelöffel voll Kamillenblüten die Wirkung.
Der frisch bereitete warme Tee wird ungezuckert oder mit Süßstoff gesüßt zwischen den Mahlzeiten getrunken.

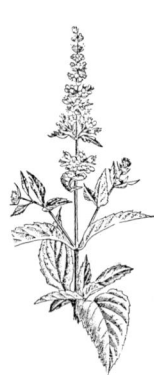

Inhaltsstoffe: Flavonoide, Gerbstoff und viel ätherisches Öl mit dem Hauptbestandteil Menthol. Menthol wird durch die Galle ausgeschieden und entfaltet hier seine entzündungswidrige Wirkung. Die Substanz reizt darüber hinaus die kälteempfindlichen Nervenendigungen (Mentholzigaretten und -Bonbons).

Herkunft: Die meist verwendete Sorte „Mitcham" stammt aus England und wird weltweit angebaut. Sehr gute Qualitäten werden aus Bayern geliefert.

Botanik: Deutscher Name: Pfefferminze, wissenschaftlicher Name: Mentha piperita, Familie: Lippenblütler.
Die Pfefferminze ist eine Mehrfachkreuzung aus drei Minzenarten. Die nur durch Stecklinge (Ausläufer) vermehrte Pfefferminze liefert pro Jahr zwei Ernten. Sie ähnelt in Aussehen und Geruch der bei uns an feuchten Standorten häufigen Wasserminze.
Ein wilder Verwandter der Pfefferminze ist auch die Roßminze. Tiernamen in Pflanzenbezeichnungen sind häufig als Symbol geringer Wertschätzung zu verstehen. (Weiteres Beispiel: Hundskamille).

Anmerkungen: Pfefferminztee wird bekanntlich auch häufig als erfrischender Haustee getrunken. Diesen (geringeren) Anforderungen genügen auch preiswerte Aufgußbeutel in sog. Lebensmittel-Aufmachung. Gegen die – auch arzneiliche – Daueranwendung bestehen bei Einhaltung der oben angegebenen Dosierung keine Einwände.
In geringer Konzentration mit der Raumluft eingeatmetes Pfefferminzöl scheint die geistige Leistungsfähigkeit (Konzentrationsfähigkeit) zu verbessern.
Japanisches Heilpflanzenöl (JHP) ist ein Destillat aus einer Abart der Ackerminze.
Das natürliche **Menthol** wird durch Tiefkühlung aus Pfefferminzöl gewonnen. Daneben läßt das Arzneibuch auch synthetisches Menthol zu. Beide sind gleichwertig.
Bei Kopfschmerzen **(nicht Migräne) hilft beweisbar eine Lösung von 10 % Pfefferminzöl in 90 %igem Weingeist. Man trägt großflächig auf Stirn, Nacken und hinteren Schläfenbereich (augenfern) auf und wiederholt dies nach 15 und 30 Minuten. Ähnlich wirkt ein Mentholstift.**

Pollen
siehe Blütenpollen

Preiselbeerblätter *Vitis idaeae folium = Folia Vitis Idaeae*

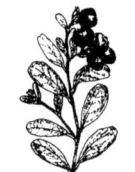

wirken ähnlich wie Bärentraubenblätter (siehe dort). Da sie jedoch weniger Wirkstoff als die Blätter der Bären- traube enthalten, muß man etwa 1/3 mehr Schnittdroge verwenden. Die Verträglichkeit ist besser als die der Bärentraubenblätter. Die Preiselbeere (Vaccinium vitis- idaeae) gehört zur Familie der Erikagewächse.

Propolis wird von den Bienen aus dem Harz der Pappel- und Birken- knospen etc. sowie Wachs hergestellt und dient als antibakterielle Kitt- substanz im Bienenstock. Die graue, wohlriechende Masse enthält über 40 Naturstoffe, darunter Flavonoide und Verbindungen der Kaffeesäure. Dem Propolis werden u. a. antiseptische, entzündungshemmende und heilungsfördernde Eigenschaften zugeschrieben. Auch über Hautallergien wird berichtet. Luftkontakt kann (offenbar ohne Wirkungsverlust) bei Pro- poliscremes oberflächliches Nachdunkeln hervorrufen.

Queckenwurzelstock *Graminis rhizoma = Rhizoma Graminis*

enthält ätherisches Öl sowie Saponine. Er wirkt harnfördernd und bei Hu- sten. Die Droge ist meist Bestandteil harntreibender Teemischungen. Die Quecke (Agropyron repens) ist ein lästiges Ackerunkraut.

Quendel siehe bei Thymiankraut

Rainfarnkraut *Tanaceti herba = Herba Tanaceti*

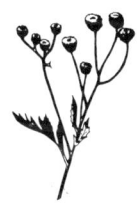

und die noch stärker wirkenden Rainfarnblüten wur- den früher gegen Madenwürmer gegeben. Der Rain- farn (Tanacetum vulgare), ein häufig an trockenen Wegrändern wachsender gelbblühender Korbblüt- ler, enthält neben Bitterstoff ein ätherisches Öl mit dem Hauptbestandteil Thujon. Dieses ist nicht unge- fährlich. Die Droge sollte deshalb nicht mehr verwen- det werden, zumal es genug wirksame und zugleich ungefährliche Wurmmittel in der Apotheke gibt.

Rhabarberwurzel *Rhei radix = Rhizoma Rhei*

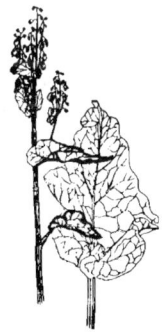

Heilanzeigen: Beschwerdefreies Abführmittel mit An- griffspunkt am Dickdarm. Zur Daueranwendung nicht geeignet, ebenso nicht für Schwangere, Stillende und Kinder unter 12 Jahren.

Zubereitung/Anwendung: Die geschnittene Wurzel wird in der Küchenmaschine zu Pulver zerschlagen. Man nimmt vor dem Schlafengehen 3 – 4 Messerspit- zen voll in einer feuchten Oblate ein. Die Abführwir- kung tritt nach etwa 8 Stunden ein. Rhabarberwurzel ist Bestandteil vieler Abführpräparate. Bei geringerer Dosierung (1 Messerspitze) überwiegt der stopfende Gerbstoffeffekt!

Inhaltsstoffe: Mehrere Anthrachinonglykoside, darunter Sennoside, ferner Bitterstoff und Gerbstoff, welcher die Abführwirkung etwas dämpft, so daß insgesamt eine milde Darmanregung erfolgt.
Herkunft: Gebirge Nordchinas, Tibet. Hier sehr viel Wildsammlung. Anbau in verschiedenen europäischen Ländern, darunter in Bayern.
Botanik: Deutsche Namen: Rhabarber, Medizinalrhabarber, wissenschaftliche Namen: Rheum palmatum und Rheum officinale, Familie: Knöterichgewächse. Übermannshohe Staude mit sehr großen Blättern und den für die Knöterichfamilie (Name!) typischen Stengelknoten. Der Medizinalrhabarber darf nicht verwechselt werden mit unserem Gartenrhabarber, dessen fleischige Stengel zu Kompott verarbeitet werden.

Ringelblumenblüten
Calendulae flos = Flores Calendulae

Heilanzeigen: Entzündungen der Mund- und Rachenschleimhaut, äußerlich bei Riß-, Quetsch- und Brandwunden, „Offenes Bein".

Zubereitung und Anwendung: 2 Teelöffel voll werden in 1 großen Tasse mit siedendem Wasser übergossen und nach 10 Minuten abgeseiht. Mit dem frisch bereiteten Aufguß wird stündlich gegurgelt. Zur Wundbehandlung wird Verbandmull oder ein frisch gebügeltes Taschentuch getränkt und locker auf der Wunde fixiert.

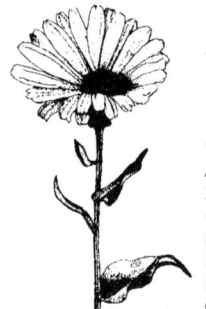

Inhaltsstoffe: Wenig ätherisches Öl, mehrere Glykoside und Triterpenalkohole, Sterole etc. Wesentlich für die Wirkung sind Verbindungen (Ester) des Faradiols.
Herkunft: Wärmere Teile Europas, Gartenpflanze
Botanik: Deutsche Namen: Ringelblume, Studentenblume, wissensch. Name: Calendula officinalis, Familie Korbblütler.
Anmerkungen: Neben den goldgelben Randblüten ist auch die zerkleinerte „Gesamtblüte" mit Teilen des grünen Blütenstandes und kleinen, wurmähnlichen Früchten gebräuchlich. Letztere werden mitunter als Drogenverunreinigung fehlinterpretiert. Ringelblume ist eine Austauschdroge für die geschützte Arnika. Fertigarzneimittel: Calendumed, Ringelblumensalbe Künzle etc. Letztere mit Kamillen-, Hamamelis- und Sanikelauszügen verstärkt.

Rizinusöl
Ricini oleum = Oleum Ricini

Das kaltgepreßte, dampfbehandelte Samenöl des Rizinus (Ricinus communis, Wolfsmilchgewächse) ist im Gegensatz zu den sehr giftigen Samen selbst, s. Seiten 84/85, arzneilich gut verwendbar als dünndarmwirksames Abführmittel. So ist das Öl z.B. eine kurzzeitig mögliche Alternative bei Gewöhnung an Sennesblätter. Nach Einnahme von 1 (bis 2) Eßlöffel voll tritt die Wirkung bereits nach 2-3 Stunden ein.

Römische Kamillenblüten
Chamomillae romanae flos = Flores chamomillae romanae

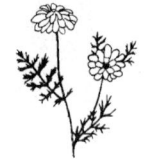

Die in Südeuropa wild wachsende und kultivierte Römische Kamille (Anthemis nobilis) enthält ähnliche Bestandteile wie die echte Kamille, sie ist dieser jedoch an Wirkung nicht ebenbürtig. Abkochungen von Römischer Kamille werden in der Kosmetik zur Pflege von blondem Haar verwendet. Bei entsprechender Veranlagung sind Allergien möglich.

Rosarotes Weidenröschen(kraut) *Epilobii (rosei) herba*

Unter den sich genetisch leicht vermischenden kleinblütigen Weidenröschenarten hat das Rosarote Weidenröschen (Epilobium roseum) in der Laienmedizin bei **Prostataleiden** größere Bedeutung erlangt. Die bis kniehohe Pflanze mit gegenständigen, gestielten Blättern ist praktisch geruchsfrei. Die Droge stammt zum Teil aus heimischer Wildsammlung. Der daraus bereitete Tee schmeckt nur leicht bitter und zusammenziehend. Dosierung und weitere Angaben siehe S. 73 bei Weidenröschen.

Rosmarinblätter *Rosmarini folium = Folia Rosmarini*

Heilanzeigen: Innerlich: Appetitanregend, zur Unterstützung der Magentätigkeit, leicht krampflösend und galletreibend. Drogenauszüge mit Südwein werden zur Kreislaufanregung gebraucht (Kneipp). Äußerliche Anwendung des ätherischen Öles zu hautreizenden Einreibungen bei Rheuma und zu kreislaufstimulierenden Bädern. Während der Schwangerschaft keine innerliche Anwendung.

Zubereitung/Anwendung: 1 gehäufter Teelöffel voll geschnittener Blätter wird in einer großen Tasse mit kochendem Wasser überbrüht. Nach 10-minütigem Ziehen wird abgeseiht und der Tee warm zur Appetitanregung vor, sonst nach den Mahlzeiten getrunken. Zur äußerlichen Anwendung werden industrielle Fertigprodukte empfohlen, zum Beispiel Kneipp Rosmarin-Ölbad.

Inhaltsstoffe: Ätherisches Öl mit Cineol, Borneol und Campher, die entzündungswidrige Rosmarinsäure (=Gerbstoff), Bitterstoff und Flavone.
Herkunft: Massenhaft wildwachsend auf den Trockenheiden der Mittelmeerländer. In diesen Gebieten auch Anbau.
Botanik: Deutscher Name: Rosmarin, wissenschaftlicher Name: Rosmarinus officinalis, Familie: Lippenblütler. Knie- bis hüfthoher Strauch mit nadelartigen Blättern und violetten Blüten.

Roßkastaniensamen *Hippocastani semen = Semen Hippocastani*

sind als Tee ungeeignet. Sie enthalten neben Flavonoiden etwa 4 % des Saponingemisches Aescin. Dieses bekämpft hauptsächlich verletzungsbedingte Schwellungen. In Form von Dragees, Tropfen und Gelen hat Aescin große Bedeutung bei der Behandlung von Quetschungen, Prellungen, Blutergüssen und hautnahen Venenentzündungen. Bekannte Fertigarzneimittel: Repardil (reines Aescin) und Venostasin. Die R i n d e der Roßkastanie enthält Aesculin, eine gegen Sonnenbrand schützende kosmetisch verwendete Substanz. Der Blätteraufguß bei Husten ist überholt.

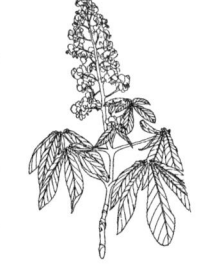

Anmerkungen: Bei Husten fanden früher auch die Blätter der **Edelkastanie** (Castanea sativa) Verwendung. Wirksamkeitsbelege fehlen. Dagegen sind gut dosierte Blätterabkochungen bei Fußschweiß geeignet (Gerbstoffwirkung).

Rotbuschblätter

liefern den im Handel auch **Massai-Tee** genannten **Rotbuschtee.** Stammpflanze ist die südafrikanische Leguminose Aspalathus linearis, ein bis mannshoher Strauch mit ginsterartigen gelben Blüten und kiefernadelähnlichen Blättern. Diese werden fein geschnitten, gequetscht, befeuchtet und fermentiert. Hierbei entstehen Aromastoffe und die rotbraune Farbe. Der gleichfarbige Siedendwasserauszug (1 Teelöffel voll pro Tasse) hat einen angenehmen, würzig-herben Geruch bzw. Geschmack. Das coffeinfreie Getränk ist besonders sparsam zu bereiten, weil mit der gleichen Drogenmenge ein zweiter und sogar dritter Aufguß möglich ist. Rotbuschtee ist eine interessante Bereicherung der einheimischen „Gesundheits-Tees". Er wird auch bei Sodbrennen empfohlen.

Ruhrkrautblüten

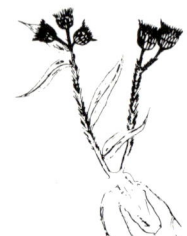

Helichrysi flos = Flores Stoechados werden auch Katzenpfötchen, Immortellen und Sandstrohblumen genannt. Ihr wissenschaftlicher Name ist Helichrysum arenarium. Ruhrkrautblüten enthalten verschiedene Flavonoide, welche schwach galletreibend und krampflösend wirken. Die Blütendroge wird wohl ausschließlich in entsprechenden Drogengemischen eingesetzt, denen sie durch ihre schwefelgelbe Farbe zugleich ein gefälliges Aussehen verleiht.

Saflor   siehe Färberdistelfrüchte

Salbeiblätter

Salviae folium = Folia Salviae

Heilanzeigen: Entzündungen im Mund- und Rachenraum, schweiß- und speichelhemmend, volksmedizinisch bei Schilddrüsenüberfunktion u. Nervosität, zum Abstillen. Nicht unbefristet anwenden (wegen des Thujongehaltes).

Zubereitung/Anwendung: Zum stündlichen **Mundspülen** bereitet man einen 10minütigen Aufguß aus zwei Eßlöffeln Droge und evtl. 1 Teelöffel Kochsalz (Wirkungsverstärkung) mit 1/2 Liter kochendem Wasser. Zur **Schweißhemmung** wird 1 gehäufter Teelöffel Droge (ohne Salz!) mit einer

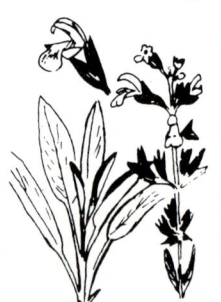

Tasse Wasser überbrüht. Der Tee wird vor dem Schlafengehen k a l t getrunken. Einfacher ist die Anwendung in Form des Fertigarzneimittels Salvysat (Tropfen und Dragees).

Inhaltsstoffe: Mindestens 1,5 Prozent ätherisches Öl, Bitterstoffe, Gerbstoffe.
Herkunft: Europäische Mittelmeerländer. Der **Dreilappige (Griechische) Salbei** (Salvia triloba) ist ebenfalls offizinell. Sein Ätherischöl ähnelt dem Eukalyptusöl.
Botanik: Deutsche Namen: Salbei, Medizinalsalbei, wissenschaftlicher Name: Salvia officinalis, Familie: Lippenblütler. Blau blühende Pflanze, die nur im unteren Teil verholzt ist und Kniehöhe erreicht. **Wiesensalbei** ist unwirksam.

Samenfreie Gartenbohnenhülsen   siehe Bohnenschalen

Sanddornbeeren

enthalten reichlich Vitamin C, daneben fettes Öl, Flavonoide und Carotin. Letzteren verdanken die Früchte ihre orange Farbe. Der Sanddorn (Hippophaë rhamnoides) ist in Asien und Europa weit verbreitet, auch als Zierstrauch. Sanddornbeeren werden nicht zur Teebereitung gewonnen, sondern im frischen oder tiefgefrorenen Zustand meist zu Saft verarbeitet. Da reife Sanddornbeeren geringe Mengen an sogenannten niederen Fettsäuren enthalten, haben sie einen leicht ranzigen Beigeschmack. Dies führt mitunter zu Beanstandungen von Sanddornsäften, obwohl diese in Wirklichkeit von einwandfreier Beschaffenheit sind.

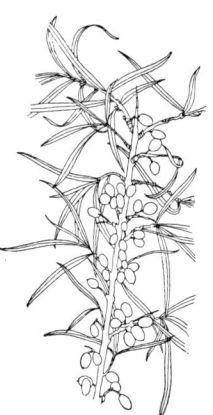

Sanikelkraut   *Saniculae herba = Herba Saniculae*

Heilanzeigen: Volksmedizinisch zu Umschlägen und Bädern bei schlecht heilenden Wunden sowie zu Spülungen bei Entzündungen der Mund-, Rachen- und Nasenschleimhaut; leichte Katarrhe der Luftwege.

Zubereitung/Anwendung: 1 gehäufter Eßlöffel voll Schnittdroge wird mit 1/2 Liter Kaltwasser angesetzt und kurz aufgekocht. Mit der täglich frisch bereiteten Abkochung werden Umschlagskompressen getränkt und als Wundauflage 3stündlich erneuert, oder die erkrankte Stelle wird – wo möglich – mehrmals täglich gebadet. Mundspülungen ebenfalls täglich einige Male, besonders gleich nach den Mahlzeiten und vor dem Schlafengehen. Innerlich 3mal täglich 1 Tasse heiß trinken.

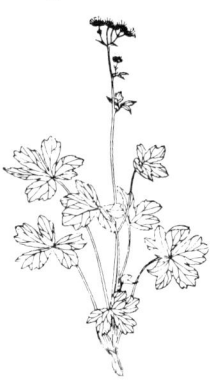

Inhaltsstoffe: Allantoin, dessen wundreinigende Eigenschaft schon lange bekannt ist, bis zu 10 % Saponine mit antimikrobiellen Eigenschaften.

Herkunft: Mitteleuropa, Persien, Westasien.

Botanik: Deutscher Name: Sanikel, wissenschaftlicher Name: Sanicula europaea, Familie: Doldengewächse. Zierliche, weiß oder gelblich blühende Pflanze, welche bei uns in humusreichen, lichten Laubwäldern zu finden ist.

Schachtelhalmkraut   siehe Zinnkraut

Schafgarbenkraut   *Millefolii herba = Herba Millefolii*

Heilanzeigen: Als aromatisches Bittermittel innerlich bei Appetitmangel, Blähungen, Darmkrämpfen, Magenstörungen, außerdem volksmedizinisch bei unregelmäßiger und/oder schmerzhafter Menstruation.

Äußerlich zu Umschlägen und Bädern bei schlecht heilenden Wunden. Die Droge wirkt ähnlich wie die erheblich teurere Kamille, mit der sie verwandt ist.

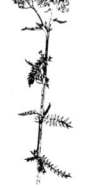

Zubereitung/Anwendung: Bereitung der Tagesmenge durch Überbrühen von 2 Eßlöffeln voll Schnittdroge mit 3/4 Liter kochendem Wasser und 10minütiges Ziehenlassen. Man trinkt ungesüßt zu den Mahlzeiten 1 – 2 Tassen Tee, bei Menstruationsbeschwerden 3 Tage vor Einsetzen der Blutung und dann die folgenden 4 Tage. Zu Umschlägen und Bädern wird ein Drogenaufguß in gleicher Weise bereitet.

Inhaltsstoffe: Ätherisches Öl mit – je nach Biotyp – (meist) Proazulenen, Campher und Eukalyptol; Gerbstoff, Flavone, Bitterstoff etc.
Herkunft: Weit verbreitet an trockenen und sonnigen Standorten.
Aus Osteuropa kommt oft besonders hochwertige Droge, da die dort wachsenden Rassen reich an Proazulenen sind.
Botanik: Deutsche Namen: Schafgarbe, Feldgarbe, wissenschaftlicher Name: Achillea millefolium, Familie: Korbblütler. Bis kniehohe Pflanze mit zäh-faserigem Stengel, weißen, seltener rötlichen Blütenständen, doppelt gefiederten Blättern und typischem Geruch. Es gibt verschiedene Schafgarbenrassen mit unterschiedlicher Zusammensetzung des ätherischen Öles.

Schafgarbenblüten
werden wie Schafgarbenkraut angewendet. Siehe dort.

Schlehdornblüten   *Pruni spinosae flos = Flores Pruni spinosae*
werden auch als Schlehenblüten bezeichnet. Der wissenschaftliche Name der Schlehe ist Prunus spinosa (Rosengewächse).

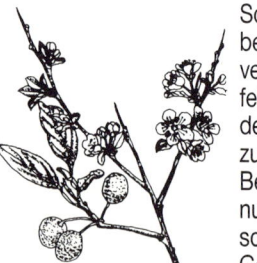

Schlehenblüten führen nur leicht ab und können bei Kindern als wohlschmeckender Teeaufguß verwendet werden. Man überbrüht einen Teelöffel voll getrockneter Blüten mit 1 Tasse kochendem Wasser und süßt mit je 1 Teelöffel voll Milchzucker und Honig.
Bei Erwachsenen wirkt die Droge nicht stark genug. Sie kann aber abführenden Drogenmischungen beigegeben werden, deren Geruch, Geschmack und Aussehen hierdurch verbessert werden.

Schlüsselblumenblüten mit Kelch
Primulae flos = Flores Primulae cum calycibus
werden wie Schlüsselblumenwurzeln gebraucht (s. dort). Sie wirken allerdings wesentlich schwächer als die Wurzel. Zur Erzielung einer ungefähr gleichen Wirkung benötigt man die mindestens dreifache Menge Blüten.
Hinweis: Schlüsselblumenblüten unterliegen nicht den Naturschutzbestimmungen, dürfen also gesammelt werden. Man achte darauf, daß der grüne Blütenkelch mit abgezupft wird, da die wirksamen Saponine hier angereichert werden.

Schlüsselblumenwurzel, Primelwurzel

Primulae radix = Radix Primulae

Heilanzeigen: Gut wirksam bei trockener Bronchitis, bei ungenügendem Auswurf. Die Droge löst Hustenreiz aus und ist deshalb nicht angezeigt bei Reizhusten und genügend Auswurf.

Zubereitung/Anwendung: 1 Teelöffel voll Schnittdroge wird mit 1 Tasse Kaltwasser angesetzt und zum Sieden erhitzt. Zugabe von etwas Anis oder Fenchel verbessert den Geschmack. Man trinkt täglich gut warm 3 Tassen Tee. Mit Honig süßen.

Inhaltsstoffe: Bis 10 % Saponine, daneben Phenolglykoside und wenig ätherisches Öl.

Herkunft: Mittel- und Südeuropa, Balkan, Kleinasien.

Botanik: Deutsche Namen: Schlüsselblume, Himmelschlüssel, Primel, wissenschaftliche Namen: Primula veris und Primula elatior, Familie: Primelgewächse. Wie aus den wissenschaftlichen Namen ersichtlich, sind 2 gleichwertige Schlüsselblumenarten gebräuchlich. Im Deutschen werden sie unterschieden als Echte (= Goldgelbe = Wiesen-) Schlüsselblume und als Schwefelgelbe (= Hohe) Schlüsselblume. Die Echte Schlüsselblume hat angenehm riechende Blüten mit 5 orangen Flecken, ihre schwefelgelbe Verwandte ist fast geruchlos und zeigt nur blaß orange Flecken.

Hinweis: Schlüsselblumenwurzeln dürfen gemäß Naturschutzgesetz bei uns nicht ohne Genehmigung gegraben werden. Bester Erntetermin ist der Spätherbst.

Schöllkraut

Chelidonii herba = Herba Chelidonii

wächst in der Nähe menschlicher Siedlungen auf Schuttplätzen, an alten Mauern etc., wohin die Samen von Ameisen verschleppt werden. Die gelb blühende Pflanze gehört zu den Mohngewächsen und trägt den wissenschaftlichen Namen Chelidonium majus. Sie ist leicht zu erkennen am gelben Milchsaft, der aus den Stielen abgerissener Blätter hervortritt. Dieser dient mit guten Erfolgschancen zur Beseitigung von Warzen, welche durch Virusinfektion entstehen. Man betupft mehrere Tage lang die Warze 3 – 4mal täglich und läßt den Milchsaft eintrocknen. Im Herbst ist der Saft am wirksamsten.

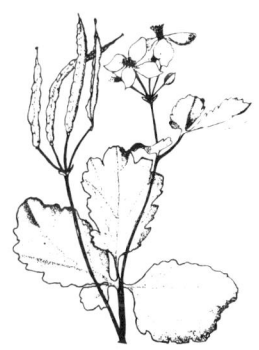

Der Milchsaft enthält über 20 Alkaloide, darunter vor allem Coptisin, ferner Chelidonin und das gelbe Berberin. Auszüge der besonders gehaltreichen Wurzeldroge sind Bestandteil u. a. krampflösender Gallenpräparate (z.B. Panchelidon). Die Droge selbst verliert während der Lagerung langsam an Wirksamkeit, was ihre Anwendung als Tee unsicher macht.

Schwarzer Tee

Theae (nigrae) folium = Folia Theae nigrae

Der Schwarze Tee ist nicht nur ein Genußmittel, sondern er hat aus folgenden fünf Gründen auch Heilpflanzencharakter:

1. Er enthält mit durchschnittlich 3 % mehr **Coffein** (früher Theïn) als die Kaffeebohnen und der Matetee. (Nur **Guarana**samen erreichen mit bis zu 8% noch mehr.) Coffein ist ein häufig gebrauchter Arzneistoff. Es wirkt

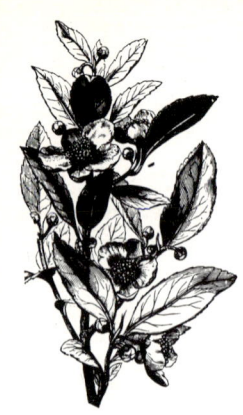

u. a. erregend auf Atemzentrum, Hirnrinde, Gefäßzentrum und harntreibend.

2. Schwarztee ist darüber hinaus eine gute **Gerbstoff**droge mit ca. 15 % Gehalt und deshalb als unterstützendes Mittel bei Durchfall geeignet. Dabei muß der Tee (1 gehäufter Teelöffel voll Blätter pro Tasse) nach dem Brühen wenigstens zehn Minuten ziehen und mit zwei Teelöffeln voll Traubenzucker plus einer Messerspitze Kochsalz versetzt werden. Als zusätzliche Diät wird geriebener Apfel (Pektin) und Banane (Kalium) empfohlen.

3. Die enthaltenen **Fluoride** beugen zusammen mit zahnbelaghemmenden (Plaque) Teegerbstoffen der Karies vor.

4. Fluorid wirkt bei abnehmender Knochenmasse gegen Osteoporose.

5. Schließlich nehmen Schwarzteetrinker reichlich **Flavonoide** zu sich und mindern damit die Gefahr eines Herzinfarktes.

Schwarztee und andere coffeinhaltige Getränke (Kaffee, Matetee) verstärken und beschleunigen die Wirkung der Schmerzmittel Acetylsalicylsäure (ASS, Aspirin), Paracetamol und Ibuprofen. Eisen-, Calcium- und Magnesiumpräparate sowie Antidepressiva und Codein (Husten) dürfen wegen Wirkungsabschwächung nicht mit Schwarztee eingenommen werden. Anwendung zeitversetzt 1 1/2 Std. vor oder nach dem Teegenuß! Bei Krampfleiden, Herzjagen, Schilddrüsenüberfunktion und Verstopfung ist Tee zu meiden.

Soviel zum Schwarzen Tee als Heilmittel. Im Vordergrund steht selbstverständlich sein Genußwert. Durch die Zubereitungsart werden Wirkung und Geschmack beeinflußt. Bei kurzer Ziehzeit (ca. 3 Minuten) ist die Wirkung deutlich anregend und der Geschmack mild-aromatisch. Bei langer Ziehzeit (ca. 10 Minuten) ist die Anregung schwächer, weil das Coffein nun weitgehend an die Gerbstoffe gebunden ist und nur langsam freigesetzt wird; der Geschmack ist dann leicht bitter-zusammenziehend. Einen Tee, der lange gezogen hat, können Coffein-Empfindliche meist gut vertragen. Die volle Aromaentfaltung wird beeinträchtigt durch Kontakt mit Metall.

Gefragt sind auch Teesorten mit Fremdaroma (Vanille etc.). Das aus über 300 (!) Duftstoffen bestehende feine Schwarztee-Aroma wird durch solche Zusätze allerdings verfremdet.

Der hüfthohe Teestrauch, welcher ohne menschliches Zutun zum kleinen Baum heranwächst, ist heimisch im südostasiatischen Bergland. Indien (Assam, Darjeeling) ist der Haupt-Teeproduzent. Daneben hat Ceylon große Bedeutung. Mit Ausnahme des China- und Japantees wird heute in den Hauptanbaugebieten eine Kreuzung aus Chinatee (Camellia sinensis) mit der Assam-Abart kultiviert. Die komplizierte Bearbeitung durch Fermentation, Rollen der Blätter und Heißtrocknung kann nur erwähnt werden.

Grüner Tee ist unfermentiert und meist coffein- sowie gerbstoffreicher.

Teebaumöl siehe Seite 69

Seifen(kraut)wurzel   *Saponariae rubrae radix = Radix Saponariae*

enthält etwa 4 % Saponin und hilft, wie Schlüsselblumenwurzeln, bei Bronchialverschleimung. Der kratzige Geschmack des Aufgusses (1 Teelöffel pro Tasse) kann durch
Zugabe von 1/2 Teelöffel Fenchel und Süßen mit Honig gemildert werden, bei Steigerung der Wirkung. Seifenkraut
(Saponaria officinalis) ist ein einheimisches Nelkengewächs.

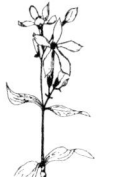

Senfsamenmehl(pulver)

Schwarzsenfpulver kann bei Erwachsenen als kräftiges (nicht von jeder-
mann vertragenes) Mittel bei Bronchitis und vor allem rheumatischen Beschwerden helfen.
Das Pulver wird mit Warmwasser breiig angerührt, ca. 10 Min. beiseite gestellt, der Brei dick auf die betreffende Hautpartie aufgestrichen und mit einem feuchten Tuch plus Binde fixiert. Bei starkem Hautbrennen wird die Anwendung beendet und die Haut warm abgewaschen. Hautempfindliche
sollten die Verträglichkeit zunächst kleinflächig prüfen. Kontakt mit
Schleimhaut und Brustwarze vermeiden! Siehe auch Seite 78.

Sennesblätter   *Sennae folium = Folia Sennae*

Heilanzeigen: Verstopfung, (Hämorrhoiden*). Anwendungsdauer max. 2 Wochen.
Nicht während Schwangerschaft u. Stillzeit und bei Kindern unter 12 Jahren.
Zubereitung/Anwendung: Sennesblätter können **überbrüht** werden (1 Teelöffel
pro Tasse, 10 Min. Ziehzeit). Vorteil: Das Getränk ist dann praktisch keimfrei. Nach-
teil: Möglichkeit von Leibschmerzen, die durch etwas weniger Droge bzw. einen
20minütigen Aufguß mit **heißem** Wasser oft vermieden werden. Dritte Zubereitungsart: **Kaltwasser**ansatz während einiger Stunden (mehrfach umrühren!). Hierbei sollte nach dem Abseihen kurz erhitzt werden. Morgens oder abends 1 Tasse
trinken. Wirkungsort ist der Dickdarm. Darmentleerung erst nach ca. 8 Std.

Inhaltsstoffe: Mindestens 2,5 % Dianthronglykoside (Sennoside etc.), Pflanzenschleim, Flavonoide.
Herkunft: Südindien und beidseits des Roten Meeres (Ägypten bis Sudan). Beide Herkünfte sind gleichwertig.
Botanik: Deutsche Namen: Sennesblätter, Alexandrinertee,
wissenschaftliche Namen: Cassia angustifolia (Indien, bekannt als Tinnevelly-Senna) und Cassia acutifolia (= Cassia
senna, bekannt als Alexandriner-Senna), Familie: Caesalpiniaceen (verwandt mit den Schmetterlingsblütlern). Sträucher mit gefiederten Blättern und Hülsenfrüchten.
Anmerkungen: Wer Abführmittel länger als eine Woche ein-
nimmt, sollte die dadurch bedingten Kaliumverluste ausgleichen (s. kaliumreiche Pflanzen). Langzeitgebrauch von Sen-
nesblättern und -hülsen (Schoten) sowie Faulbaumrinde,
Aloe und Rhabarberwurzel kann **verstärkte** Darmträgheit
bewirken, ggf. auch Wadenkrämpfe und Herzrhythmusstörungen.
* Bei Hämorrhoiden sind Quell-Gleitmittel (Flohsamen) empfehlenswerter.

Sennes „schoten"   *Sennae fructus = Folliculi (= Fructus) Sennae*

sind ebenfalls ein geschätztes Abführmittel und auch bekannt als Sennesfrüchte und Sennesbälge. Sie stammen von den bei Sennesblätter genann-

ten Pflanzen, enthalten weitgehend dieselben Inhaltsstoffe wie die Blätter (siehe dort), wirken aber etwas milder.

Während das Deutsche Arzneibuch (= DAB) beide Sennes b l ä t t e rarten als wirkungsgleich anerkennt, werden hier die Sennes s c h o t e n unterschiedlich bewertet: Alexandriner-Sennesschoten enthalten nämlich mehr Wirkstoff als Tinnevelly-Sennesschoten. Dementsprechend ist die Anwendung der Sennesschoten verschieden: Von der Alexandriner-Sorte genügt als Abführdosis 1 Teelöffel voll Schnittdroge pro Tasse, von der Tinnevelly-Sorte benötigt man dagegen 1 1/2 Teelöffel voll.

Zubereitung und Nebenwirkungen: Siehe Sennesblätter

Eine besonders einfache Anwendung der (stärkeren) Alexandriner-Qualität ist in Form ihres Pulvers möglich (im Handel als „Kaberol"). Hier kann die Droge nach Verrühren in Flüssigkeit auch direkt eingenommen werden.

Silberdistel   siehe Eberwurz

Sonnenhutwurzel   *Echinaceae angustifoliae radix = Radix Echinac.*

Heilanzeigen: Steigerung der körpereigenen Abwehrkraft bei Neigung zu Infektionskrankheiten, Furunkulose, schlecht heilende Wunden.

Unsere Immunabwehr wird zunehmend durch übermäßigen Streß, Umweltgifte, zuviel Sonnenlicht etc. beansprucht. Besonders bei Kindern und Senioren kann dies zu Immunschwäche führen. Sonnenhut stärkt die Immunkraft.

Zubereitung und Anwendung: Ein nur gestrichen voller Teelöffel fein geschnittener oder besser grob gepulverter Droge wird in 1 großen Tasse mit siedendem Wasser übergossen und bedeckt 10 Minuten beiseite gestellt. Der abgeseihte frische Aufguß wird 2 Stunden nach jeder Mahlzeit 1 Woche lang getrunken. Dann wird 1 Woche unterbrochen und so weiter. Diese „taktweise" Einnahme über 2 Monate stimuliert das Abwehrsystem optimal – auch vorbeugend z. B. in der kalten Jahreszeit.

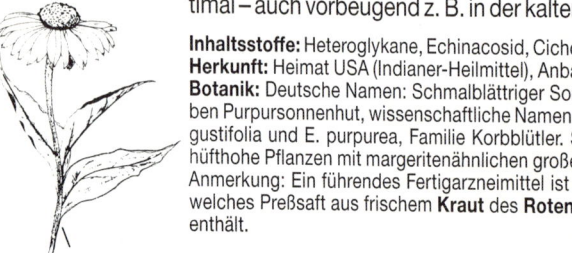

Inhaltsstoffe: Heteroglykane, Echinacosid, Cichoriensäure etc.
Herkunft: Heimat USA (Indianer-Heilmittel), Anbau in Europa.
Botanik: Deutsche Namen: Schmalblättriger Sonnenhut, daneben Purpursonnenhut, wissenschaftliche Namen: Echinacea angustifolia und E. purpurea, Familie Korbblütler. Sehr attraktive, hüfthohe Pflanzen mit margeritenähnlichen großen Blüten.
Anmerkung: Ein führendes Fertigarzneimittel ist das Echinacin, welches Preßsaft aus frischem **Kraut** des **Roten Sonnenhutes** enthält.

Sonnentaukraut

Droserae longifoliae herba = Herba Droserae longifoliae

Heilanzeigen: Gute, nebenwirkungsfreie Effekte bei Keuchhusten, Krampfhusten, Reizhusten, ferner Asthma. Besonders auch bei Kindern geeignet.

Zubereitung/Anwendung: 1 gehäufter Teelöffel Feinschnitt wird in 1 großen Tasse überbrüht und nach 10 Minuten abgeseiht. Man trinkt täglich gut warm bis zu 4 frisch bereitete Tassen. Sofern weder Übergewicht noch

Diabetes entgegenstehen, wird die Zugabe von jeweils 1 Teelöffel Honig empfohlen. Zur Geschmacksverbesserung und Wirkungsunterstützung kann etwas Thymian beigefügt werden.

Inhaltsstoffe: Plumbagin, Naphthochinonabkömmlinge.

Herkunft: Ostafrika, Madagaskar

Botanik: Deutscher Name: Madagaskar-Sonnentau, wissenschaftlicher Name: Drosera ramentacea, Familie: Sonnentaugewächse. Zierlicher Moor- und Sumpfbewohner. Die Blätter tragen zahlreiche, an den Enden kugelig verdickte, klebrige Fanghaare, die in der Sonne glitzern (Name) und Insekten anlocken. Diese kleben fest, werden verdaut und dienen als Stickstoffquelle.

Anmerkung: Der in Mooren wachsende Sonnentau ist bei uns streng geschützt. Die Abbildung zeigt eine der wenigen **einheimischen** Arten, an deren Stelle nun die nur entfernt ähnliche afrikanische Droge getreten ist. Fertigarzneimittel: Makatussin Drosera.

Spargelwurzel

Asparagi radix = Radix Asparagi

Vom Spargelgemüse ist die harntreibende Wirkung des Spargels (Asparagus officinalis) wohlbekannt. Der nierenanregende Effekt tritt verstärkt auf bei Bereitung eines Teeauszuges aus geschnittener Spargel w u r z e l. Zwecks Verbesserung des Geschmackes wird die Wurzel bevorzugt in Mischung mit gleichartig wirkenden Drogen verwendet. Siehe „Harntreibende Drogen" auf Seite 81.

Spierstaudenkraut, Spierstaudenblüten

Spiraeae herba (bzw. flos) = Herba (bzw. Flores) Spiraeae werden von der auf unseren feuchten Wiesen häufigen Spierstaude (wiss. Name: Filipendula ulmaria) gewonnen. Die auch als **Mädesüß** bekannte Pflanze ist ein Rosengewächs. Sie enthält salicylsäure- und aspirinähnliche Substanzen und wird deshalb als Hilfsmittel bei der Erkältungs- und Rheumatherapie verwendet, meist in Mischung mit anderen Drogen, vor allem der wirksameren Weidenrinde (siehe dort).

Spitzwegerichkraut (-blätter)

Plantaginis lanceolatae herba (folium) = Herba (Folia) Plantaginis

Heilanzeigen: Innerlich: Bronchialverschleimung, insbesondere Husten bei Kindern, äußerlich: Volksmedizinisch bei Insektenstichen, Blutergüssen, Furunkeln.

Zubereitung/Anwendung: 2 Teelöffel voll Schnittdroge werden mit 1 Tasse Kaltwasser zum Sieden erhitzt und nach 5 Minuten abgeseiht. Der mit

Honig gesüßte, frisch bereitete Tee wird 3mal täglich gut warm getrunken.
Zur äußerlichen Anwendung werden die frischen Blätter so zwischen den

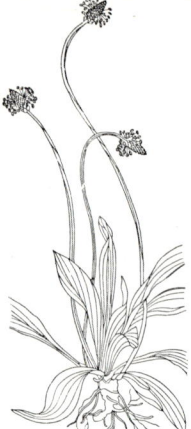

Händen zerrieben, daß der Saft austritt. Die Blätter werden dann auf die betroffene Hautpartie gelegt und mit einer Binde fixiert. Bienen- und Wespenstiche betupfen. Bei Bienenstich zuvor Stachel entfernen.

Inhaltsstoffe: Pflanzenschleim, Aucubin und Catalpol, außerdem Gerbstoff.
Herkunft: Sehr häufig auf Wiesen in Europa und Asien, überwiegend Anbau.
Botanik: Deutsche Namen: Spitzwegerich, Wegetritt, wissenschaftlicher Name: Plantago lanceolata, Familie: Wegerichgewächse. Rosettenartig angeordnete Blätter, Blütenstiele bis 50 cm lang, mit ährigen, unscheinbaren braunen Blüten. Sehr ähnlich ist der als Heilpflanze kaum gebräuchliche Mittlere Wegerich, welcher jedoch rosa Blütenstände hat.
Anmerkung: Spitzwegerich**blätter** enthalten weniger (im Idealfall **keine**) Stengelanteile. Sie sind teurer bei praktisch gleicher Wirkung.

Steinkleekraut

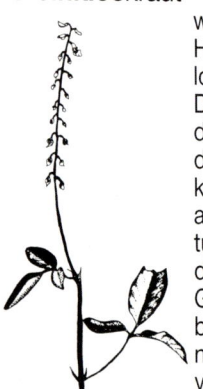

Meliloti herba = Herba Meliloti
wird aus den oberirdischen Teilen des weißblütigen Hohen und des gelbblütigen Gelben Steinklees (Melilotus altissimus und Melilotus officinalis) gewonnen. Die beiden stattlichen Kleearten gehören zur Familie der Schmetterlingsblütler. Sie sind bei uns an Wegrändern etc. häufig. Schon kurz nach der Ernte entwickeln die Pflanzen einen typischen Heugeruch, welcher auf dem Freiwerden von Cumarin beruht. Dieser Naturstoff und gleichfalls vorhandene Flavone bewirken durch Erweiterung der Blutgefäße und Minderung der Gefäßdurchlässigkeit eine Verbesserung der Durchblutung, vor allem des Bluttransportes durch die Venen. Gleichzeitig ist ein entzündungswidriger Effekt vorhanden.

Die Droge selbst sollte wegen des schwankenden Wirkstoffgehaltes nicht verwendet werden. Zuverlässiger sind entsprechende wirkstoffkonstante Fertigarzneimittel, beispielsweise Venalot.
Steinklee hat auch Bedeutung als Aromastoff im Tabak. Außerdem ist die Droge ein natürliches, kostenloses Mottenmittel. Man hängt ein jährlich frisch gefülltes Leinensäckchen in den Kleiderschrank.

Sternanisfrüchte

Anisi stellati fructus = Fructus Anisi stellati
Die bloße Erläuterung des Namens Sternanis sagt uns etwas über Form und Aroma dieser südchinesischen Gewürzpflanze: Die gut markstückgroßen schönen Früchte sind sternstrahlenartig, wie die Holzspeichen eines alten Rades, gegliedert. Jede der 8-10 „Speichen" ist eine Teilfrucht mit

einem glänzenden braunen Samen. Aus der im unzerkleinerten Zustand jahrelang haltbaren Frucht wird beim Vermahlen ein anisartig riechendes ätherisches Öl frei. Dieses ähnelt in seiner Zusammensetzung dem europäischen Anisöl, obwohl das europäische Doldengewächs Anis mit dem ostasiatischen Magnolienverwandten Sternanis (Illicium verum) nicht verwandt ist. Der Sternanis ist unserem Anis geschmacklich ebenbürtig, im Ölgehalt sogar überlegen. Das ätherische Anisöl des Deutschen Arzneibuches darf auch aus Sternanis destilliert werden. Anwendung siehe Anisfrüchte Seite 15.

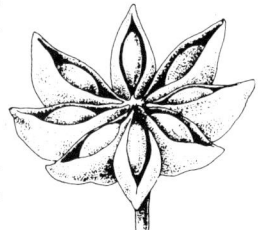

Stiefmütterchenkraut

Violae tricoloris herba = Herba Violae tricoloris

Heilanzeigen: Akne, Hautekzeme, Milchschorf, als sog. „Blutreinigungsmittel", ferner als schleimlösende Droge.

Zubereitung/Anwendung: Entweder als Pulverdroge aus der Apotheke: Man nimmt 3mal täglich 1/2 Teelöffel voll in einer feuchten Oblate oder in etwas Wasser verrührt ein. Oder als Abkochung: Man setzt 2 Teelöffel voll Schnittdroge mit 1 Tasse Kaltwasser an, kocht kurz auf und seiht ab. Der Tee wird mehrere Wochen lang zu den Mahlzeiten getrunken. Die in gleicher Weise bereitete Abkochung wird bei Hauterkrankungen zusätzlich äußerlich zu Mullkompressen verwendet. Bei Kleinkindern nur äußerliche Anwendung!

Inhaltsstoffe: Saponine, Salicylsäure-Abkömmlinge, Gerbstoffe, Rutin. Da die Stiefmütterchen w u r z e l n den höchsten Saponingehalt haben, sollte die g a n z e Pflanze und nicht nur deren oberirdische Teile verwendet werden.

Herkunft: In Mitteleuropa auf Wiesen, Äckern und Weiden.

Botanik: Deutsche Namen: Wildes Stiefmütterchen, Ackerstiefmütterchen, Ackerveilchen, wissenschaftliche Namen (für 2 Abarten und deren Übergangsformen): Viola tricolor var. vulgaris (violett blühend) und Viola tricolor var. arvensis (gelblichweiß blühend), Familie: Veilchengewächse. Die wilden Stiefmütterchenarten stimmen im Blütenbau mit dem bekannten Gartenstiefmütterchen überein, nur sind die Blüten der Wildformen viel kleiner, besonders die der gelblichweiß blühenden.

Sudan-Malvenblüten

Hibisci flos = Flores Hibisci

sind auch bekannt als Hibiskusblüten, Karkaden, Afrikanische Malven und Nubiablüten. Die letzteren Namen weisen auf die Herkunft aus Afrika hin. Alle sind ungenau, da nur die nach dem Verblühen fleischigen roten Blüten k e l c h e und nicht die ganzen Blüten verwendet werden. Die wissenschaftliche Bezeichnung der zu den Malvengewächsen zählenden Pflanze ist Hibiscus sabdariffa.

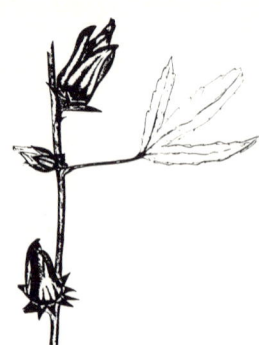

Im Gegensatz zu der arzneilich genutzten Malvenart Eibisch sind Sudan-Malvenblüten bei uns ein reiner Haustee, welcher täglich getrunken werden kann. Durch den hohen Gehalt von rund 15 % verschiedener Fruchtsäuren, insbesondere Hibiscussäure (verwandt mit Zitronensäure), schmeckt der Teeaufguß erfrischend, besonders kalt getrunken. Ein wasserlöslicher Farbstoff verleiht dem Getränk seine tiefrote Farbe.

Zubereitung: Man bereitet die Tagesmenge durch Überbrühen von 1 – 2 gehäuften Eßlöffeln mit 1 Liter kochendem Wasser. Nach 10 Minuten wird der Aufguß abgeseiht.

Anmerkung: Die afrikanische Volksheilkunde kennt die Droge als mildes Abführ- und Fiebermittel.

Süßholzwurzel   *Liquiritiae radix = Radix Liquiritiae*

Heilanzeigen: Zur Schleimlösung bei Bronchitis, Magenschleimhautentzündung

Zubereitung/Anwendung: 1 Teelöffel voll Feinschnitt oder Grobpulver wird mit 1 großen Tasse Wasser übergossen, einige Minuten leicht gekocht und nach Auskühlen abgeseiht. Nach dem Essen wird 1 Tasse frisch bereitete Abkochung getrunken, allerdings nicht länger als 6 Wochen. Während der Anwendung kaliumreich ernähren, d. h. bevorzugt vegetarisch (siehe kaliumreiche Pflanzen und Pflanzenteile Seite 39). Bei Bluthochdruck und schwerer Lebererkrankung ist Süßholz zu meiden. Beim Kauf der Droge als sog. „Standardzulassung" (Seite 86) erhalten Sie automatisch zusätzliche Informationen.

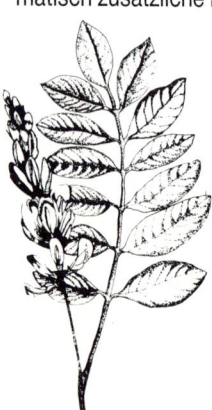

Inhaltsstoffe: Mindestens 4 % Triterpensaponine mit dem Hauptbestandteil Glycyrrhizin (schmeckt über 50mal süßer als Zucker), Glycyrrhetin und die daraus abgeleiteten Säuren mit entzündungswidriger und bakterien- sowie virenhemmender Wirkung, ferner viele Flavonoide, darunter Liquiritin und das krampflösende Liquiritigenin etc.

Herkunft: Anbau im Mediterrangebiet, in der Türkei, im Iran und in Südrußland.

Botanik: Deutsche Namen: Süßholz, Lakritzenwurzel, wissenschaftlicher Name: Glycyrrhiza glabra, Familie: Schmetterlingsblütler. Strauch mit Fiederblättern, blaßvioletten Blütenständen und gelblichbraunen Wurzeln.

Anmerkungen: Als natürliches Süßungsmittel von Teemischungen genügen ein paar Prozent Droge, für welche die Sechs-Wochen-Beschränkung nicht gilt. Aus Süßholzextrakt werden Lakritzenstangen und die Kinderleckerei „Bärendreck" hergestellt, dessen mitunter nicht geringen Verzehr die Eltern ein wenig „steuern" sollten. Beim Kauf der Droge achte man auf die **ungeschälte** Arzneibuch-Qualität. Sie ist billiger als die geschälte Variante, die allerdings reiner süß schmeckt, da hier die bitteren Rindenanteile fehlen.

Tang   siehe Blasentang

Taubnesselblüten   *Lamii albi flos = Flor. Lamii albi* werden als Teeaufguß (2 Teelöffel voll pro Tasse) volksmedizinisch bei sehr unterschiedlichen Heilanzeigen verwendet, wie zum Beispiel innerlich und äußerlich bei weißem Ausfluß, innerlich bei schmerzhafter Regelblutung, Darmstörungen und Husten. Diese Anwendungsgebiete sind durch die bisher bekannten Inhaltsstoffe nicht überzeugend belegt.

Tausendgüldenkraut   *Centaurii herba = Herba Centaurii*

Heilanzeigen: Nur mittelstarke Bitterstoffdroge bei Verdauungsstörungen, Appetitmangel und Völlegefühl. Darüber hinaus sind allerdings antimikrobielle, fiebersenkende und entzündungshemmende Eigenschaften nachgewiesen.

Zubereitung/Anwendung: Ein Teelöffel voll Schnittdroge wird mit einer Tasse Kaltwasser angesetzt, kurz aufgekocht und warm vor den Mahlzeiten getrunken. Tausendgüldenkraut ist Bestandteil vieler Magentees.

Inhaltsstoffe: Verschiedene glykosidische Bitterstoffe, deren Konzentration in den Blüten am höchsten und in den Stengeln am geringsten ist.
Herkunft: Auf feuchtem, sonnigem Ödland, naturbelassenen Wiesen und Waldlichtungen in Europa, Kleinasien, Nordafrika und Nordamerika.
Botanik: Deutscher Name: Tausendgüldenkraut, wissenschaftliche Namen: Centaurea minus, früher Erythraea centaurium, Familie: Enziangewächse. Die durch ihre rotvioletten schönen Blütenstände auffallende Pflanze erreicht meist nur etwa 25 cm Höhe. Der deutsche Name ist ein Hinweis auf die hohe Wertschätzung dieser Heilpflanze. Gemäß Naturschutzgesetz ist die Pflanze vollkommen geschützt.

Teebaumöl wird aus den Blättern des australischen Myrtengewächses Melaleuca alternifolia destilliert. Der Australische Teebaum ist mit dem Lieferanten des Schwarzen Tees nicht verwandt. Teebaumöl riecht wie eine Mischung aus Eukalyptus- und Wacholderöl. Es wirkt antibakteriell. Anwendung verdünnt auch in Kosmetika.

Teeblätter   siehe Schwarzer Tee

Südafrikanische

Teufelskrallewurzel   *Harpagophyti radix = Radix Harpagophyti*

Heilanzeigen: Verdauungsschwäche, Appetitmangel, unterstützend bei Rheuma und Arthritis.
Zubereitung/Anwendung: Bereitung der Tagesmenge durch Überbrühen von 1 gehäuften Teelöffel voll Schnittdroge mit 1/2 Liter kochendem Wasser. Man läßt bedeckt über Nacht stehen, seiht am nächsten Morgen ab und trinkt vor den Mahlzeiten je 1 Tasse kalten Tee. Der recht bittere Geschmack kann durch etwas Süßstoff gemildert werden. Kurmäßige Anwendung über mehrere Wochen ist un-

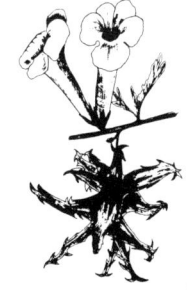

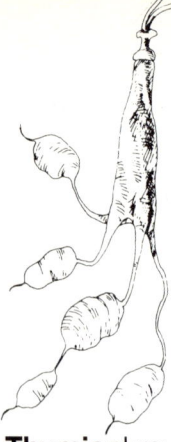

erläßlich. Nicht anwenden bei Magen- oder Zwölffingerdarmgeschwür.

Inhaltsstoffe: Harpagosid (sehr bitter), Procumbid und Harpagid.

Herkunft: Savannen der Kalahariregion von Südwest- und Südafrika.

Botanik: Deutsche Namen: Südafrikanische Teufelskralle, Harpago, wissenschaftlicher Name: Harpagophytum procumbens, Familie: Pedaliaceae. Krautige, dem Boden aufliegende Pflanze mit großen rotvioletten Blüten. Der deutsche Name der Pflanze bezieht sich auf die mit scharfen Widerhaken besetzten oberirdischen Früchte.

Arzneilich genutzt werden nur die tief in der Erde steckenden sekundären Speicherwurzeln, deren Gewinnung einige Mühe erfordert, was den hohen Preis der Droge mitbedingt.

Thymiankraut

Thymi herba = Herba Thymi

Heilanzeigen: Vorzügliches Hustenmittel mit bakterienabtötenden, auswurffördernden und krampflösenden Eigenschaften. Fertigarzneimittel: Thymipin. Unterstützend bei Keuchhusten, Lungenblähung (Emphysem) und Asthma. Auch als Harndesinfizens verwendbar. Äußerlich zu Umschlägen bei schlecht heilenden Wunden.

Das ätherische Öl der Droge dient zu Erkältungsbädern, Einreibungen und zur Desinfektion.

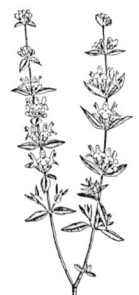

Zubereitung/Anwendung: 1 gehäufter Teelöffel voll Schnittdroge wird in einer Tasse mit kochendem Wasser übergossen. Man läßt bedeckt 5 Minuten ziehen, seiht ab, süßt mit Honig und trinkt gut warm 3mal täglich eine Tasse Tee.

Inhaltsstoffe: Mindestens 1,2 % ätherisches Öl mit den Hauptbestandteilen Thymol und Carvacrol, Gerbstoff.

Herkunft: Heimat Südeuropa, Spanien, Anbau in vielen Ländern, darunter seit Karl dem Großen auch in Deutschland.

Botanik: Deutsche Namen: Echter Thymian, Gartenthymian; Spanischer Thymian, wissenschaftliche Namen: Thymus vulgaris und Th.zygis, Familie: Lippenblütler. Unscheinbare Pflanzen mit kleinen Blättern und Blüten, dennoch leicht zu erkennen am intensiven typischen Duft.

Die in Deutschland auf kargen Böden wildwachsende Thymianart heißt **Quendel** oder Feldthymian (Thymus serpyllum). Quendel erreicht nicht die Wirkung des echten Thymians.

Anmerkung: Reines Thymol liegt in durchscheinenden Kristallen vor. Es wirkt gegen Bakterien 25mal stärker als Phenol (= Karbolsäure) und wird beim Zahnarzt verwendet.

Tormentillwurzel

Tormentillae rhizoma = Rhizoma Tormentillae

Heilanzeigen: Akute Durchfallerkrankungen, Spülungen bei Entzündungen der Mund- und Rachenschleimhaut, Prothesendruckstellen. Ferner äußerlich zu Umschlägen und Teilbädern bei schlecht heilenden Wunden, leichteren Verbrennungen (auch Sonnenbrand) und Erfrierungen.

Zubereitung/Anwendung: Innerlich als Pulver: 3mal täglich 1 gestrichen vollen Teelöffel, in 1/2 Glas herbem Rotwein oder bitterem Schwarztee verrührt oder als Abkochung: 2 Eßlöffel voll gepulverter Droge werden mit 1/2 Liter Wasser höchstens 10 Minuten gekocht. Nach Wegnahme vom Herd können noch 2 Teelöffel voll Kamillenblüten in die heiße Abkochung eingerührt werden. Man läßt bedeckt 10 Minuten ziehen, seiht ab und trinkt – über den Tag verteilt – 3 – 4 Tassen, mit Traubenzucker und etwas Kochsalz versetzt. Bei empfindlichen Patienten können Magenreizung und Erbrechen auftreten. Zur äußerlichen Anwendung eignet sich die in gleicher Weise bereitete, selbstverständlich ungesüßte und salzfreie Abkochung.

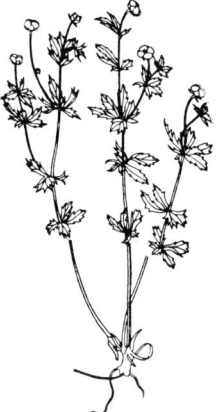

Inhaltsstoffe: Etwa 15 % Catechingerbstoffe, Tormentillrot etc. Tormentill ist die gerbstoffreichste einheimische Pflanze.
Herkunft: Mittel- und Osteuropa, Balkanländer, in Deutschland sehr häufig auf moorigen und kargen Böden.
Botanik: Deutsche Namen: Tormentill, Blutwurz, wissenschaftlicher Name: Potentilla erecta (früher Potentilla tormentilla), Familie: Rosengewächse. Die etwa Handspannenhöhe erreichende Pflanze ist an der nur 4 (statt den bei anderen Fingerkrautarten üblichen 5) gelben Blütenblättern leicht zu erkennen und von verwandten Arten zu unterscheiden. Der Name Blutwurz bezieht sich auf die blutrot anlaufenden Bruchflächen des frisch gegrabenen Wurzelstockes.

„Veilchenwurzel"
Iridis rhizoma = Rhizoma Iridis

Drei Irrtümer sind bei diesem „Zahnungshelfer" zu beseitigen:
– die Droge stammt nicht von Veilchen, sondern von Schwertlilien,
    z. B. der Deutschen Schwertlilie (Iris germanica).
– Botanisch ist sie keine Wurzel, sondern ein Wurzelstock.
– Als Kaumittel für zahnende Kinder ist sie abzulehnen. Sie enthält nämlich viel Stärke, die mit dem Speichel einen Nährboden für z.B. Durchfall verursachende Keime darstellt. Beißringe aus Kunststoff sind daher vorzuziehen.

Verbenakraut, Echtes Eisenkraut
Verbenae herba = Herba Verbenae

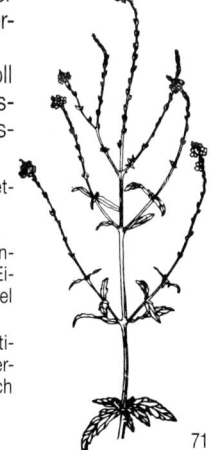

Heilanzeigen: Volksmedizinisch zur Erhöhung der Harnmenge, Förderung der Menstruation und Vermehrung der Muttermilch.
Zubereitung/Anwendung: 2-3 gehäufte Teelöffel voll Schnittdroge in 1 großen Tasse mit kochendem Wasser überbrühen und bedeckt 10 Minuten ziehen lassen. Man trinkt morgens und mittags 1 Tasse.

Inhaltsstoffe: Wenig ätherisches Öl, 2 Glykoside, ein Alkaloid, etwas Bitterstoff.
Herkunft: Südeuropa, Nordafrika, Brasilien, gemäßigte Zonen.
Botanik: Deutsche Namen: Verbena, Echtes Eisenkraut, Taubenkraut, wissenschaftlicher Name: Verbena officinalis, Familie: Eisenkrautgewächse. Kniehohe Pflanze mit vierkantigem Stengel und ährigen, lilafarbenen Blütenständen.
Hinweis: Als bloßer Durstlöscher besser geeignet, weil aromatischer und praktisch wirkungsfrei ist ein Teeaufguß mit dem verwandten **Echten Verbenenkraut** (Lippia triphylla), welches auch **Zitronenstrauchkraut** heißt.

Wacholderbeeren
Juniperi fructus = Fructus Juniperi

Heilanzeigen: Innerlich: Verdauungsbeschwerden, harntreibend, unterstützend bei Gicht und rheumatischen Erkrankungen. Äußerlich: Wacholderspiritus als leichtes Einreibemittel bei Rheuma und Muskelschmerzen.

Zubereitung/Anwendung: Am einfachsten durch sorgfältiges Kauen von 2 x täglich 5 – 7 Beeren. Oder Teeaufguß: Einige Gramm Beeren werden im Mörser (oder einer dickwandigen Tasse mit einem kräftigen Löffel) grob gequetscht und hiervon 1 gehäufter Teelöffel voll in einer großen Tasse mit kochendem Wasser überbrüht. Man läßt bedeckt 10 Minuten ziehen und trinkt nach Abseihen täglich 3 Tassen Tee. Das ätherische Wacholderöl ist auch in Form von Kapseln (Roleca) im Handel. Die innerliche Anwendung soll nicht länger als 4 Wochen erfolgen. Bei Schwangerschaft und Nierenkrankheiten ist die Droge nicht erlaubt. Die früher behauptete Nierenschädlichkeit **reinen** Wacholder**beeren**öles ist offenbar unbegründet.

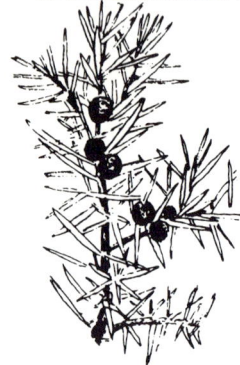

Inhaltsstoffe: Mindestens 1 %, durch Pinene terpentinähnlich riechendes Ätherischöl mit dem harntreibenden Bestandteil Terpinen-4-ol, Bitterstoffe und etwa 25 % Invertzucker (= Gemisch aus Traubenzucker und Fruchtzucker).

Herkunft: In Europa auf trockenen Kalkböden häufig. Vor allem Italien liefert viel und hochwertige Droge.

Botanik: Deutsche Namen: Wacholder, Machandel, wissenschaftlicher Name: Juniperus communis, Familie: Zypressengewächse. Nadelstrauch mit (vollreif) blauen Beeren, die botanisch richtiger Beerenzapfen heißen. Wacholder ist zweihäusig, das heißt, es gibt männliche und weibliche Sträucher. Letztere liefern die Droge.

Anmerkungen: Auf den Beeren manchmal auskristallisierter Zucker sieht aus wie Schimmel („Leckprobe"!).

Das Sammeln von Wacholderbeeren ist in Deutschland untersagt (siehe Seite 95)!

Waldmeisterkraut
Galii odorati herba = Herba Asperulae odoratae

ist am bekanntesten in angewelktem Zustand als Bestandteil der Maibowle. Auch in getrockneter Form steht die Genußmitteleigenschaft des Waldmeisters im Vordergrund, obwohl die Droge auch leicht entzündungswidrige und gefäßerweiternde Eigenschaften hat: Aus 5 g Waldmeisterkraut, 45 g Erdbeerblättern und 50 g Himbeerblättern kann man einen wohlschmeckenden **Deutschen Kräutertee** mischen. Waldmeister (wissenschaftlicher Name Galium odoratum, früher Asperula odorata) enthält vor allem das charakteristisch duftende Cumarin, welches erst beim Verwelken aus einer nicht riechenden Zuckerbindung frei wird. Sowohl in der Maibowle als auch in Form des Deutschen Kräutertees ist Waldmeister unschädlich. In chemisch abgewandelter Form wird Cumarin zur Verminderung der Blutgerinnung bei Thrombosegefahr und nach Herzinfarkt viel verwendet. Fertigarzneimittel: Marcumar, Sintrom (beide verschreibungspflichtig).

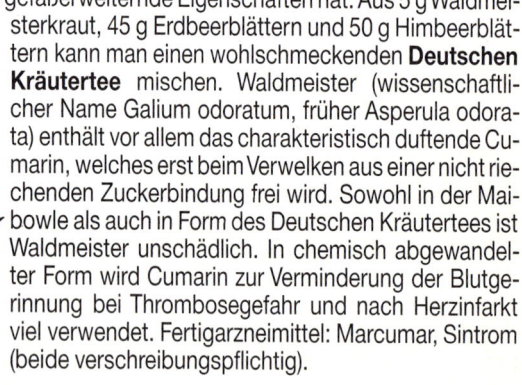

Walnußblätter

Juglandis folium = Folia Juglandis

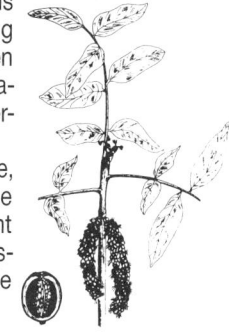

werden volksmedizinisch innerlich und äußerlich als Teeaufguß bei Akne, Ekzem und Lidrandentzündung verwendet. Die Wirkung der sehr gerbstoffhaltigen Blätter des Walnußbaumes (wissenschaftlicher Name Juglans regia) ist geringer als die von Stiefmütterchenkraut (siehe dort).
Wissenschaftlich anerkannte **Heilanzeigen:** Leichte, oberflächliche Hautentzündungen, übermäßige Schweißabsonderung (z.B. Hände, Füße). Man kocht 7 Eßlöffel voll Schnittdroge (ca. 30 g) mit 1 Liter Wasser kurz auf, seiht gut warm ab und badet die Hände bzw. Füße mindestens 5 Minuten lang.

Weidenrinde

Salicis cortex = Cortex Salicis

stammt von ausgeprägt **bitter** schmeckenden (heimischen) Weidenarten. Die in das Deutsche Arzneibuch aufgenommene Droge muß mind. 1 % Salicylverbindungen (Salicin) enthalten. Am gehaltreichsten ist neben der Purpurweide (Salix purpurea) vor allem die Reifweide (Salix daphnoïdes). Die im Körper enzymatisch gebildete Salicylsäure wirkt schmerzlindernd und fiebersenkend wie Aspirin, wirkstoffidentisch mit ASS (= **A**cetyl**s**alicyl**s**äure). Weidenrinde ist Bestandteil von Rheuma- und Grippetees. Wirksamer ist die Rinde allein: 2 Teelöffel voll Feinschnitt mit 1 großen Tasse Kaltwasser zum Sieden bringen und nach 10 Min. abseihen. 3-5 mal täglich 1 Tasse trinken. Etwa gleich tauglich scheint das billigere „Weidenkraut" zu sein, eine Mischung aus Blättern und dünnen Zweigen.

Weidenröschenkraut

Epilobii herba = Herba Epilobii

Die Weidenröschen zählen zur botanischen Familie der Nachtkerzengewächse. Volksmedizinisch werden bei Prostatabeschwerden die kleinblütigen Arten gebraucht. Alle Vertreter der Gattung enthalten Abkömmlinge des Kämpferols und des Quercetins. Beim **Kleinblütigen Weidenröschen** (Epilobium parviflorum), aber auch dem bisher weniger geschätzten **Schmalblättrigen Weidenröschen** (E. angustifolium, s. Abbildung) wurde auch Sitosterol nachgewiesen, eine bei Prostataleiden seit langem geläufige Substanz.

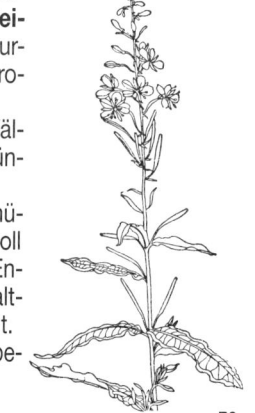

Deshalb sollte diese Droge nicht mehr als Verfälschung gelten, zumal gerade hiermit entzündungshemmende Effekte feststehen.
Man trinkt längstfristig 3mal täglich einen 10minütigen Siedendwasser-Aufguß aus 2 Teelöffeln voll Feinschnitt pro Tasse. Die während und gegen Ende der Blühzeit gesammelte Droge ist am gehaltreichsten. Wollige Samenhaare stören hierbei nicht.
Das **Rosarote Weidenröschen** ist auf Seite 57 besprochen.

Weißdornblätter mit Blüten, **Weißdorn**früchte

Crataegi folium cum flore, Crataegi fructus

Heilanzeigen: Erweiterung der Herzkranzgefäße, leichtere Formen von Kreislauf- und Herzschwäche im Alter, leichte Senkung von Blutdruck und Herzfrequenz, unregelmäßiger Puls.

Die Droge wirkt völlig anders als Fingerhut (Digitalis), ist frei von Nebenwirkungen und nur bei sehr langfristiger Anwendung wirksam. Die Wirkung setzt nicht spontan, sondern allmählich ein.

Zubereitung/Anwendung: Obwohl es zahlreiche, empfehlenswerte Fertigpräparate (z.B. Crataegutt) gibt, kann auch die Droge selbst verwendet werden. Im einfachsten Fall nimmt man monatelang morgens, mittags und abends je 1 gestrichen vollen Teelöffel einer Mischung aus fein gepulverten Weißdornblättern mit Blüten und Früchten ein. Man bereite sich eine Mischung aus gleichen Teilen beider Drogenpulver. Die gemeinsame Einnahme von Blättern, Blüten und Früchten ist vorteilhaft, weil die drei Drogenteile unterschiedlich zusammengesetzt sind und einander ergänzen. Auch die Anwendung als Teeaufguß ist sinnvoll. Man brüht 2 gehäufte Teelöffel Blätter mit Blüten in einer Tasse mit kochendem Wasser und seiht

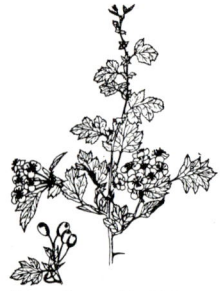

nach 10 minütigem Ziehenlassen ab. Mit Honig süßen und 2 – 3 Mal täglich über sehr lange Zeit 1 Tasse trinken.

Inhaltsstoffe: 16 Flavonoide, Procyanidine (bes. wirksam!)

Herkunft: Weite Verbreitung in Europa an Bahndämmen, in Hecken, an Waldrändern.

Botanik: Deutsche Namen: Weißdorn, Hagedorn, wissenschaftliche Namen der offizinellen Arten: Crataegus monogyna, oxyacantha (laevigata), ferner Crataegus pentagyna, nigra und azarolus, Familie: Rosengewächse. Dornige Sträucher oder kleine Bäume mit unangenehm riechenden Blüten und hagebuttenartigen rotorangen Früchten.

Anmerkung: Die Heilanzeige **„nachlassende Leistungsfähigkeit des Herzens"** ist für standardisierte Extrakte aus **Weißdornblättern mit Blüten** wissenschaftlich anerkannt – über die Erkenntnisse der Erfahrungsheilkunde hinaus!

Weizenkleie

ist keine Droge, sondern ein diätetisches Nahrungsergänzungsmittel.

Unsere verfeinerte Nahrung enthält viel zu wenig unverdauliche Ballaststoffe. Mit Weizenkleie kann dieses Defizit einfach und preiswert ausgeglichen werden, denn sie ist nur zu knapp 50 % verdaulich und reich an sogenannter Rohfaser, quellenden Pentosanen und Schleimstoffen. Außerdem enthält Weizenkleie über 0,5 % Magnesium und mehr als 1 % Kalium, ferner Vitamine des B-Komplexes. Weizenkleie ist ein natürliches Stuhlregulierungsmittel, durch welches die Verweildauer des im Volumen vergrößerten Darminhaltes verkürzt wird. Infolge ihres Gallensäuren-Bindevermögens wird sie auch bei Fettstoffwechselstörungen empfohlen.

Über den Tag verteilt sollen etwa 3 Eßlöffel voll Weizenkleie, zusammen mit Joghurt, Apfelbrei und **1 großen Tasse** Flüssigkeit eingenommen werden. Für Kleinkinder ist Kleie nicht zu empfehlen. Bei Gluten-(= Klebereiweiß) Unverträglichkeit (Zöliakie) ist sie zu meiden.

Wermutkraut

Absinthii herba = Herba Absinthii

Heilanzeigen: Produktionsanregung der Galle, der Bauchspeicheldrüse und des Magensaftes. Bei Blähungen, Völlegefühl, Appetitmangel. Nicht bei Magen- und Darmgeschwüren.

Wermutkraut ist in den arzneilich erforderlichen Mengen ebenso unbedenklich wie Wermutwein als Aperitif in Dessertglasmenge (z.B. Cinzano). Vorsicht ist dagegen geboten bei Absinthschnaps (Absinthismus) und bei Anwendung des puren Ätherischöles wegen des Thujongehaltes.

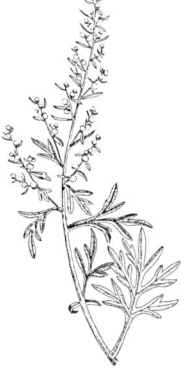

Zubereitung/Anwendung: 1/2 Teelöffel voll Schnittdroge wird in einer Tasse mit kochendem Wasser gebrüht und bedeckt 10 Minuten beiseite gestellt. Der abgeseihte Tee wird warm zu und nach den Mahlzeiten getrunken, bei Appetitmangel vor dem Essen. Gleiche Wirkungen erzielt man mit 20 – 40 Tropfen Wermuttinktur auf 1/2 Glas Wasser.

Inhaltsstoffe: Bitterstoffe Absinthin und (in der Frischpflanze) das extremst bittere Artabsin, etwa 0,5 % ätherisches Öl mit u. a. Thujon.

Herkunft: Nahezu weltweite Verbreitung, Anbau in Deutschland, Frankreich, Italien usw.

Botanik: Deutsche Namen: Wermut, Absinth, wissenschaftlicher Name: Artemisia absinthium, Familie: Korbblütler: Bis zu hüfthohes, charakteristisch riechendes Kraut mit gelben Blütenständen und silbergrauen Blättern. Wermut existiert in vielen Rassen und Abarten von unterschiedlichem Wirkstoffgehalt.

Wolfstrappkraut

Lycopi herba = Herba Lycopi

Heilanzeigen: Leichte Schilddrüsenüberfunktion, Schmerzen und Spannungsgefühl in den Brüsten.

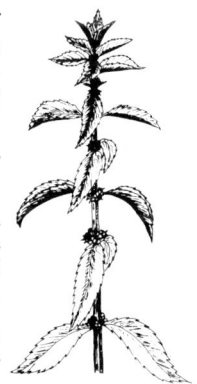

Zubereitung/Anwendung: 1 Teelöffel voll Schnittdroge wird mit 1 Tasse siedendem Wasser überbrüht, mehrmals umgerührt und nach 10 Minuten abgeseiht. Man trinkt 2mal täglich eine Tasse frisch bereiteten Aufguß.

Inhaltsstoffe: Abkömmlinge der Zimt-, Kaffee- und Lithospermsäure.

Herkunft: Osteuropa, Nordamerika

Botanik: Deutsche Namen: Wolfstrapp, Wolfsfuß, wissenschaftliche Namen: Lycopus europaeus und L. virginicus (Amerika), Familie: Lippenblütler. Bis kniehohes, taubnesselähnliches Kraut mit kleinen weißen Blüten auf naturbelassenen feuchten Wiesen. In Deutschland selten geworden.

Anmerkung: Bei Schilddrüsenerkrankungen ist grundsätzlich der Arzt zu fragen. Fertigarzneimittel: Thyreogutt mono und Lycoactin M.

Wollblumenblüten

siehe Königskerzenblüten

Ysopkraut

Hyssopi herba = Herba Hyssopi

enthält neben ätherischem Öl das bittere Glykosid Diosmin und Gerbstoff. Der Ysop (Hyssopus officinalis) wirkt in ähnlicher Weise schweißhemmend wie der (überlegene) Salbei und wird wie dieser gleichfalls als Gurgelmittel gebraucht. Ysopkraut ist auch blähungswidrig. Die Wirksamkeit der Droge ist wissenschaftlich noch nicht ausreichend belegt.

Der streng aromatisch duftende tiefblau blühende Lippenblütler gedeiht gut in unserem Klima, obwohl er in den wärmeren Regionen Kleinasiens beheimatet ist. Von dort brachten die Benediktiner die „pflegeleichte" Pflanze in die mitteleuropäischen Klostergärten, von wo sie auswilderte.

Zinnkraut, Schachtelhalmkraut

Equiseti herba = Herba Equiseti

Heilanzeigen: Anregung der Nierentätigkeit, Nierengrieß, harntreibend. Nicht anwenden bei Wasseransammlungen (Ödemen) infolge eingeschränkter Herz- oder Nierentätigkeit.

Zubereitung/Anwendung: 2 Teelöffel voll Schnittdroge werden mit 1 großen Tasse Wasser 5 Minuten leicht gekocht. Man läßt den Ansatz 10 Minuten ziehen und trinkt morgens, mittags und abends je 1 Tasse voll.

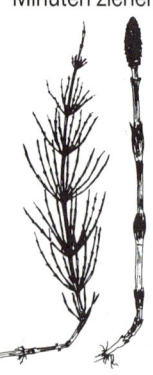

Inhaltsstoffe: Flavonglykoside, etwa 7 % teilweise wasserlösliche Kieselsäure, Saponine.

Herkunft: Weltweite Verbreitung, häufiges Garten„unkraut".

Botanik: Deutsche Namen: Ackerschachtelhalm, Zinnkraut, wissenschaftlicher Name: Equisetum arvense, Familie: Schachtelhalmgewächse.

Die nur noch gut 12 Arten der Schachtelhalmgewächse sind entwicklungsgeschichtlich viele Millionen Jahre älter als die Blütenpflanzen und reichen zurück bis ins Karbon, etwa 300 Millionen Jahre vor unserer Zeit. Schachtelhalme heißen so, weil ihre einzelnen Stengelabschnitte ineinander „verschachtelt" sind. Die „lebenden Fossilien" vermehren sich noch nicht durch Samen, sondern durch Sporen.

Beim Zinnkraut treiben im Frühjahr zuerst die hellbraunen unverzweigten Sprosse aus und später die bis kniehohen grünen Halme. Nur letztere werden gesammelt. Hierbei ist darauf zu achten, daß nicht versehentlich der giftige Sumpfschachtelhalm (Equisetum palustre) mit abgerupft wird. Der Laie schützt sich hiervor am besten, indem er sumpfige Standorte meidet. Der Apotheker prüft auf Abwesenheit dieser Verfälschung u.a. mittels Mikroskop.

Anmerkung: Wegen des ungewöhnlichen Gehaltes an wasserlöslicher Kieselsäure wurde dem Schachtelhalm früher eine günstige Wirkung bei Lungentuberkulose zugeschrieben. Diese Annahme war bzw. ist insofern nicht falsch, als damit nachweislich das Immunsystem gestärkt wird.

Heilpflanzen als Badezusätze

Bei der Anwendung von Heilpflanzen in Bädern (Phyto-Balneotherapie) treten zu den spezifischen Heilpflanzeneffekten eine Reihe unspezifischer physikalisch-chemischer Faktoren, welche die Gesamtwirkung mit beeinflussen. Hier sind zu nennen:

1. Der hydrostatische Druck des umgebenden Wassers, beispielsweise auf die Venen.
2. Der Auftrieb des Körpers. 70 kg wiegen nur noch 7 kg.
3. Die thermischen Wirkungen des als behaglich (34 - 36 Grad), kalt (Weckeffekt) oder heiß (künstliches Fieber) empfundenen Wassers.
4. Der Einfluß auf den Mineral- und Wasserhaushalt des Körpers.

Hinzu kommt die psychische Beeinflussung des Badenden, wobei es durchaus nicht gleichgültig ist, ob die Heilbäder im häuslichen Milieu oder am Kurort genommen werden.

Auch die Anzahl der Bäder spielt eine Rolle (Badereaktion).

Allgemeine Anwendungsregeln für Arzneibäder

Arzneibäder werden im allgemeinen als 3/4-Bäder genommen. Die Badedauer beträgt 10 - 15 Minuten. Die Temperatur des Wassers soll zwischen 35 und 38 Grad Celsius liegen. Nach dem Bad sollte wenigstens 1/2 Stunde Bettruhe folgen. Häufigkeit der Anwendung: Jeden 2. Tag ein Bad (Richtwert). Mit Arzneibädern können - entgegen verbreiteter Ansicht - kräftige therapeutische Effekte erzielt werden. Für Patienten mit größeren Herzbeschwerden sind Arzneibäder ohne Billigung des Arztes nicht erlaubt.

Arzneibäder bevorzugt aus pflanzlichen Fertigprodukten

Bei näherer Betrachtung der Zusammensetzung industriell gefertigter Arzneibäder fällt die überwiegende Verwendung pflanzlicher Extrakte und Wirkstoffe auf.

Dagegen hat die häusliche Selbstzubereitung medizinischer Bäder direkt aus der Droge wegen der Umständlichkeit des Verfahrens und der Gefahr der Wannenverschmutzung durch oxidierte Gerbstoffe geringere Bedeutung. Dennoch seien allgemeine **Hinweise für die Selbstbereitung von Arzneibädern** direkt aus der Droge gegeben: Man setzt 4 - 6 Handvoll Droge in 3 - 4 Litern Wasser kalt an, kocht bedeckt 10 Minuten lang und gießt den Absud durch ein feines Sieb in das bereits eingelassene Badewasser. Nach Beendigung des Bades das Wasser sofort ablassen und die Wanne gleich mit einem sandfreien Reinigungsmittel ausreiben.

Bei der Auswahl fertiger Badezusätze sollte der Verbraucher sehr kritisch sein, da es hier extreme Qualitätsunterschiede gibt. Großvolumige Packungen zu Schleuderpreisen sind für arzneiliche Zwecke absolut ungeeignet, da nicht genug Wirkstoffe enthalten sein können.

Andererseits wurde schon vor Jahrzehnten der Beweis dafür erbracht, daß bei genügender Konzentration Arzneistoffe aus Bädern teils durch Inhalation teils durch Aufnahme über die Haut in den Körper gelangen. Nachstehend eine kurze Aufstellung der am meisten verwendeten Drogen. Sie werden als sog. Vollextrakte und teilweise auch als reine ätherische Badeöle eingesetzt.

Baldrianwurzel (siehe auch Seite 18).
Zu beruhigenden und schlafeinleitenden Bädern. Die Temperatur des Badewassers soll angenehm, eher in Richtung kühl, keinesfalls heiß sein. Die Wirkung erfolgt zum Teil reflektorisch über den Geruchssinn.

Eichenrinde (siehe auch Seite 27).
Bei nässendem Ekzem, chronischen Hauterkrankungen, Schweißfüßen, Hämorrhoiden. Verwendung bevorzugt zu Teilbädern.

Fichtennadeln
Bei Bronchitis zur Lösung zäh sitzenden Schleimes, bei rheumatischen und neuralgischen Beschwerden, auch zur Belebung.

Haferstroh
Bei juckenden Hauterkrankungen und Seborrhö (100 g pro Vollbad)

Heublumen
Zur Verbesserung der Muskel- und Gelenkdurchblutung und unterstützend bei rheumatischen Beschwerden. Unter dem Begriff Heublumen versteht man übrigens nicht nur Blüten der Wiesengräser, sondern eine Mischung mit deren Samen sowie Blatt- und Stengelanteilen. Heublumen enthalten als Hauptbestandteil Cumarin. Gut warm baden.

Kalmuswurzel
Wird empirisch bei Erschöpfungszuständen und Stoffwechselkrankheiten empfohlen. Für äußerliche Anwendung genügt der preiswertere u n g e s c h ä l t e Kalmus.

Kamillenblüten (siehe auch Seite 40).
Zur Förderung der Heilung bei Hautleiden. Als Sitzbad bei Hämorrhoiden.

Kleie
Anwendung bei seifenempfindlicher und allgemein empfindlicher Haut. Nach ärztlicher Anweisung auch bei bestimmten Hautkrankheiten.

Rosmarinblätter (siehe auch Seite 57).
Zur leichten Anregung des Kreislaufes, bei niedrigem Blutdruck und Durchblutungsstörungen. Gut warm baden!

Schafgarbenkraut (siehe auch Seite 59).
Wirkt ähnlich der Kamille entzündungshemmend. Als Sitzbad auch in der Frauenheilkunde empfohlen und zwar bei Beschwerden im Bereich des Kleinen Beckens.

Senfsamenmehl (siehe auch Seite 63)
Nur in Form von Teilbädern, zur starken Anregung der Hautdurchblutung. Man nimmt für ein Arm- oder Fußbad knapp eine handvoll Senfsamenmehl, rührt zunächst mit Kaltwasser zu einem Brei an und verteilt nach 5 Minuten im gut warmen Badewasser. Das Bad wird bei Auftreten einer starken Hautrötung beendet und der betreffende Körperteil mit Warmwasser kurz nachgewaschen.

Thymiankraut (siehe auch Seite 70).
Kräftig schleimlösend bei Husten, Keuchhusten, Lungenblähung.

Die Heilanzeigen für pflanzliche Badezusätze basieren teilweise noch auf Empirie (Erfahrungsheilkunde), sie werden jedoch wissenschaftlich mehr und mehr abgesichert.

Hinweise für die Selbstbehandlung

Sie haben anhand der im nächsten Kapitel folgenden Übersicht die Möglichkeit, selbst Heilpflanzen auszuwählen und z. B. Teemischungen zu bereiten. Bitte beachten Sie dabei, daß die einzelnen Drogen nicht gleichstark sind und oft auch nicht gleichartig wirken. **Sie sollten daher zuerst die jeweilige Beschreibung und Bewertung im Heilpflanzen-Alphabet durchlesen.** Wegen Platzmangels konnten hier allerdings nicht sämtliche Gegenanzeigen, Wechsel- und Nebenwirkungen etc. dargelegt werden. Bitte lassen Sie sich ggf. fachkundig beraten. Bedenken Sie auch, daß die Qualität einer Teemischung nicht automatisch mit der Zahl ihrer Bestandteile wächst. Solche „Schrotschußrezepturen" sind im Gegenteil wissenschaftlich nicht vertretbar. Mehr als 3 wirksame Bestandteile (plus ggf. ein paar Prozent einer geschmacksverbessernden Droge) sollte Ihr Tee nicht enthalten. Lediglich optisch beeindruckende bunte Schmuckdrogen sind entbehrlich. Oft genügt eine einzige Heilpflanze (Monodroge) zur Erzielung der gewünschten Wirkung. Von vielen Monodrogen gibt es „amtliche" Standardzulassungen mit erweiterten Anwendungserläuterungen (siehe Seite 86).
Die unter Beachtung dieser Gesichtspunkte ausgewählten Drogen können Sie mit einer Briefwaage ausreichend genau abwiegen. Die Mischung nehmen Sie in einem nicht zu kleinen Einmachglas mit Gummiring und Deckel vor. Dieses kann auch gleich als Vorratsgefäß dienen. Aufbewahrung der Mischung trocken, nicht über Zimmertemperatur und im Dunkeln. Verwendungszweck, Datum der Herstellung und Zusammensetzung des Drogengemisches auf das Glas kleben. Allgemeiner Zubereitungshinweis des Teegetränkes: 1 - 2 gehäufte Teelöffel voll in einer Tasse mit kochendem Wasser brühen und bedeckt 10 Minuten ziehen lassen. Für Kleinkinder gilt ein Drittel, für jüngere Schulkinder die Hälfte dieser Dosierung (grobe Richtwerte).

Grenzen der Selbstbehandlung (Selbstmedikation):

– **Lassen die Beschwerden bei akuten – auch subjektiv leicht empfundenen Fällen – nicht bald nach, oder nehmen sie gar zu, so ist unverzüglich der Hausarzt zu konsultieren. Dies gilt auch bei andauernden starken Schmerzen.**

– **Schwere akute und chronische Krankheiten bedürfen von vornherein ärztlicher Behandlung. Heilpflanzen können aber auch hier oft unterstützend (als sog. Adjuvantien) mit eingesetzt werden.**

– **Ihr Arzt sollte wissen, welche (Naturheil-) Mittel Sie neben den von ihm verordneten Präparaten anwenden.**

Anwendungsgebiete der Heilpflanzen

Abführdrogen: siehe Darmträgheit

Abstillung: Salbeiblätter

Akne: Stiefmütterchenkraut, Klettenwurzel, Walnußblätter, Hamamelis

Altersbeschwerden: Ginsengwurzel, Johanniskrautöl, Weißdorn, Mistel

Angina: Salbeiblätter, Ysopkraut (siehe auch Gurgelmittel)

Angstzustände: Baldrianwurzel, Kava-Kava

Appetitmangel: Andornkraut, Angelikawurzel, Bitterkleeblätter, Blütenpollen, Tausendgüldenkraut, Wermutkraut, Enzianwurzel, Isländisch Moos, Rosmarinblätter, Schafgarbenkraut, Teufelskrallewurzel

Arteriosklerose: Knoblauchzwiebeln, Leinsamen, Weißdornblätter, -blüten, -früchte

Arthritis: Mutterkrautblätter, Teufelskrallenwurzel

Asthma: Sonnentaukraut, Thymiankraut, Pestwurz (siehe auch bei Husten)

Augenlidrandentzündung (Gerstenkorn): Augentrostkraut, Fenchelfrüchte, Walnußblätter, Kamillenblüten. Näheres s. Augentrost S. 17.

Ausfluß: Taubnesselblüten, Kamillenblüten

Ausschlag: siehe Hauterkrankungen

Beruhigungsmittel: Baldrianwurzel, Hopfenzapfen, Lavendelblüten, Passionsblumenkraut

Blähungen: Angelikawurzel, Anisfrüchte, Basilikumkraut, Fenchelfrüchte, Knoblauchzwiebeln, Korianderfrüchte, Kreuzkümmelfrüchte, Kümmelfrüchte, Lavendelblüten, Liebstöckelwurzel, Majorankraut, Schafgarbenkraut, Wermutkraut, Ysopkraut

Blasenbeschwerden: Bärentraubenblätter, Bruchkraut, Bukkoblätter, Preiselbeerblätter, Thymiankraut

Blutdruck, niedriger: Besenginsterkraut, Rosmarinblätter

Blutdruck, hoher: Knoblauch, (Mistelkraut), Weißdorn

Bluterguß: Arnikablüten, Beinwellwurzel

„Blutreinigungsmittel": Bittersüßstengel, Brennesselblätter, Stiefmütterchenkraut (siehe auch bei Darmträgheit und Harntreibende Drogen)

Brechreiz: Pfefferminzblätter, Krauseminzblätter, Kamillenblüten

Bronchitis: siehe Husten

Darmkrämpfe: Kamillenblüten, Kümmelfrüchte, Petersilienfrüchte, Schafgarbenkraut

Darmträgheit: Faulbaumrinde, Rhabarberwurzel, Sennesblätter, Sennesschoten, Leinsamen, Weizenkleie, Schlehenblüten, Flohsamen, Kreuzdornbeeren

Depressionen: Johanniskrautöl, Ginsengwurzel

Diabetes: Knoblauchzwiebel (therapieunterstützend!)

Durchblutungsstörungen: Ginkgoauszüge, Weißdorn (Herz)

Durchfall: getrocknete Heidelbeeren, Tormentillwurzel, Odermennigkraut, Pfefferminzblätter, Schwarzer Tee, Lindenholzkohle

Ekzem: Bittersüßstengel, Eichenrinde, Hamamelisblätter, Stiefmütterchenkraut, Walnußblätter (siehe auch Hauterkrankungen)

Entzündungen: siehe Wunden

Erbrechen: siehe Brechreiz

Erfrierungen: siehe Frostbeulen

Erkältung: Weidenrinde, Meerrettichwurzel, Kamillenblüten, Lindenblüten, Holunderblüten

Erregungszustände: siehe Nervosität

Erschöpfung: Ginsengwurzel, Johanniskrautöl

Fieber: Weidenrinde, Tausendgüldenkraut (unterstützend)

Frostbeulen: Eichenrinde, Tormentillwurzel

Furunkel: Bockshornkleesamen, Kamillenblüten, Spitzwegerichkraut, Meerrettichwurzel

Fußpilz: Knoblauch (Preßsaft zum Betupfen)

Fußschweiß: Edelkastanienblätter, Eichenrinde, Walnußblätter

Gallebeschwerden: Andornkraut, Curcumawurzelstock, Kümmelfrüchte, Löwenzahnwurzel mit Kraut, Pfefferminzblätter, Ruhrkrautblüten, Schöllkraut, Wermutkraut, Pestwurzblätter

Gerstenkorn: siehe Augenlidrandentzündung

Gicht: Brennesselblätter, Meerrettichwurzel, Wacholderbeeren

Grippe: siehe Erkältung

Gurgelmittel: Eichenrinde, Eibischwurzel, Kamillenblüten, Odermennigkraut, Salbeiblätter, Sanikelkraut, Ysopkraut, Tormentillwurzel

Hämorrhoiden: Eichenrinde, (Faulbaumrinde), Flohsamen, Kamillenblüten, (Sennesblätter)

Halsentzündung: Salbeiblätter, Ysopkraut (siehe auch Gurgelmittel)

Harnröhrenentzündung: Bruchkraut, Buccoblätter, Kamillenblüten

Harntreibende Drogen: Angelikawurzel, Birkenblätter, Bohnenschalen, Eberwurzwurzel, Erdrauchkraut, Goldrutenkraut, Hauhechelwurzel, Holunderblüten, Liebstöckelwurzel, Löwenzahnwurzel, Maisgriffel, Petersiliensamen und -wurzel, Queckenwurzel, Spargelwurzel, Stiefmütterchenkraut, Verbenakraut, Wacholderbeeren, Zinnkraut

Harnwegsinfekte: Bärentraubenblätter, Bruchkraut, Bukkoblätter, Meerrettichwurzel

Hauterkrankungen: Bittersüßstengel, Kamillenblüten, Klettenwurzel, Stiefmütterchenkraut, Walnußblätter

Herzbeschwerden: (v. a. „nervöse" und sog. Altersherz): Weißdornblätter mit Blüten, Weißdornfrüchte, Ginkgoauszüge, Herzgespannkraut, Baldrianwurzel

Husten:

a) **Verschleimung:** Alantwurzel, Bibernellwurzel, Eukalyptusblätter, Fenchelfrüchte, Königskerzenblüten, Liebstöckelwurzel, Meerrettichwurzel, Schlüsselblumenwurzeln und -blüten, Spitzwegerichkraut, Stiefmütterchenkraut, Süßholzwurzel, Seifenkrautwurzel, Thymiankraut

b) Reiz- und Krampfhusten: Alantwurzel, Andornkraut, Anisfrüchte, Dostkraut, Eibischwurzel, Huflattichblätter, Isländisches Moos, Quekkenwurzel, Sonnentaukraut, Thymiankraut

c) Keuchhusten: Thymiankraut, Sonnentaukraut

Kariesvorbeugung: Schwarzer Tee

Kopfschmerzen: Pfefferminze (Ätherisches Öl in Weingeist)

Krampfadern: Arnikablüten, Beinwellwurzel, Roßkastanien-, Besenginster- und Ginkgopräparate

krampflösend: Pfefferminzblätter, Kamillenblüten, Kümmelfrüchte

Leberbeschwerden: Mariendistelfrüchte, Artischockenblätter

Lidrandentzündung: siehe Augenlidrandentzündung

Lippenbläschen (Herpes): Sonnenhutwurzel, Melisse (Lomaherpan)

Magenbeschwerden: Andornkraut, Basilikumkraut, Bitterkleeblätter, Enzianwurzel, Isländisches Moos, Kamillenblüten, Kümmelfrüchte, Lavendelblüten, Liebstöckelwurzel, Pfefferminzblätter, Schafgarbenkraut, Wermutkraut, Pestwurzblätter, Leinsamen

Magengeschwür: Kamillenblüten, Leinsamen, Süßholzwurzel

Menstruationsbeschwerden: Pestwurzblätter, Schafgarbenkraut, Anserinenkraut

menstruationsfördernd: Liebstöckelwurzel, Schafgarbenkraut, Verbenakraut

Migräne: Mutterkrautblätter

milchbildend: Anisfrüchte, Kümmelfrüchte, Petersilienfrüchte und -wurzel, Verbenakraut, Fenchelfrüchte, Basilikumkraut

Milchschorf: Stiefmütterchenkraut

Mundschleimhautentzündung: Malvenblüten, Kamillenblüten, siehe auch Gurgelmittel

Muskelzerrung: Beinwellwurzel, Arnikablüten

Nachtschweiß: Salbeiblätter, Ysopkraut

Nagelumlauf: Bockshornkleesamen

Nervosität: Baldrianwurzel, Hopfenzapfen, Johanniskraut, Lavendelblüten, Passionsblumenkraut, Kavain

Nierenerkrankungen: Bärentrauben-, Birken-, Bukko-, Orthosiphon-, Preiselbeerblätter

„offenes Bein": Beinwellwurzel, Eichenrinde

Osteoporose: Schwarzer Tee

Prellung: siehe Quetschungen

Prostataleiden: Brennesselwurzel, Kürbissamen, Sonnenhutwurzel, Weidenröschen

Quetschungen: Arnikablüten, Beinwellwurzel, Roßkastanienpräparate

Raucherbein: Ginkgopräparate

Reizhusten: siehe Husten

rheumatische Beschwerden: Bittersüßstengel, Brennesselblätter, Löwenzahnwurzel mit Kraut, Meerrettichwurzel, Teufelskrallenwurzel, Wacholderbeeren, Weidenrinde, Petersilienwurzel

Schilddrüsenüberfunktion: Wolfstrappkraut, Herzgespannkraut
Schlafstörungen: Baldrianwurzel, Hopfenzapfen, Kavasporal, Passionsblumenkraut, Johanniskraut
Schnarchen: Huflattich mit Thymian
Schnupfen: Kamillenblüten
Schuppenflechte (Psoriasis): Mahonienrinde
Schweißfüße: siehe Fußschweiß
schweißhemmend: Salbeiblätter, Ysopkraut (innerlich); Eichenrinde, Walnußblätter (äußerlich)
schweißtreibend: Eberwurzwurzel, Holunderblüten, Lindenblüten, Weidenrinde, Birkenblätter
Schwindelzustände: Ginkgoauszüge
Sodbrennen: Rotbuschtee, Leinsamen
Sonnenbrand: Aloe vera-Gel
Speichelhemmung: Salbeiblätter
Übelkeit: siehe Brechreiz
unreine Haut: siehe Hauterkrankungen
Unterschenkelgeschwür: siehe „offenes Bein"
vegetative Dystonie: Baldrian (Valepotriate), Johanniskrautöl, Kavain, Melissengeist
Venenentzündung: siehe Krampfadern
Verbrennungen (leichte): Kamillenblüten
Verdauungsschwäche: Benediktenkraut, Curcumawurzelstock, Enzianwurzel, Tausendgüldenkraut
Verdauungsstörungen: Fenchelfrüchte, Isländisches Moos, Knoblauchzwiebel, Pfefferminzblätter, Teufelskrallenwurzel, Wacholderbeeren
Verletzungen: siehe Wunden
Verschleimung: siehe Husten
Verstauchung: siehe Bluterguß
Verstopfung: siehe Darmträgheit
Vitamin-C-Mangel: Hagebuttenschalen, Sanddornsaft
Völlegefühl: siehe Magenbeschwerden und Darmträgheit
Warzen: Schöllkraut – Milchsaft, Löwenzahn – Milchsaft
Wasserstauung: siehe harntreibende Drogen
Wechseljahrbeschwerden: Salbei (Schweißausbrüche), Johanniskraut
Wolf (Intertrigo): siehe Wunden
Wunden (äußerlich): Andornkraut, Arnikablüten, Odermennigkraut, Ringelblumenblüten, Sanikelkraut, Schafgarbenkraut, Kamillenblüten, Thymiankraut, Eichenrinde, Johanniskrautöl, Tormentillwurzel
Zahnfleischentzündung: Salbeiblätter, Tormentillwurzel, Kamillenblüten, Rhabarberwurzel
Zecken beim Hund: Leinöl ins Futter

Stark wirkende einheimische und eingebürgerte Heilpflanzen

Die nachstehende Liste wurde als Anhang nur aufgenommen, um die Möglichkeiten der Heilpflanzen vollständiger darzustellen und weil diese als Garten- und Wildpflanzen immer wieder Ursache von Vergiftungen sind.

Keine der 13 Pflanzen – Ausnahme Rizinus als Öl – ist für die Selbstbehandlung geeignet! Nur exakt dosiert und in der Hand des Arztes können sie ihre Heilwirkung entfalten.

Deutsche Namen wissenschaftl. Name Familie	Inhaltsstoffe	Heilanzeigen d. isolierten oder standardisierten Wirkstoffe
Adonisröschen, Frühlingsteufelsauge Adonis vernalis Hahnenfußgewächse	fingerhutähnlich wirkende Adonisglykoside	Herzkranzgefäß-erweiternd, harntreibend
Bilsenkraut Hyoscyamus niger Nachtschattengewächse	Alkaloide L-Hyoscyamin, Atropin, Scopolamin	siehe Tollkirsche 3-fach höhere Dosierung als bei dieser erforderlich
Blauer Eisenhut, Sturmhut Aconitum napellus Hahnenfußgewächse	Alkaloid Aconitin u. a. **Giftigste Pflanze Europas!** Als Zierpflanze ungeeignet!	streng (!) dosiert bei hartnäckigen Nervenschmerzen.
Fingerhut roter und wolliger Digitalis purpurea u. lanata Rachenblütler	Digitalis-Glykoside (etwa 30) Wichtigste: Digitoxin, Digoxin, Digilanide	Herzschwäche, z.B. ungenügende Leistung (Insuffizienz) des erweiterten Herzens
Herbstzeitlose Colchicum autumnale Liliengewächse	Alkaloid Colchicin	akuter Gichtanfall
Maiglöckchen Convallaria majalis Liliengewächse	digitalisähnliches Glykosid Convalla-toxin und andere	mittelschwere Herz-schwäche mit Wasserstauungen
Mutterkorn Claviceps purpurea ein Schlauchpilz	Alkaloide der ergo-tamin- und Ergo-metrin-Gruppe	Gebärmutterblutungen, vegetative Dystonie, Migräne, Herzjagen
Oleander Nerium oleander Hundstodgewächse	4 digitalisähnliche Oleanderglykoside **1 Blatt wirkt u. U. tödlich!**	fingerhutähnliche Wirkung, jedoch kaum gebräuchlich
Rizinus Ricinus communis Wolfsmilchgewächse	Ricinolsäure und giftiger Eiweißstoff Ricin. **6 Samen für Kinder tödlich**	**kalt gepreßtes Öl ist völlig giftfrei.** Dünndarmwirksames Abführmittel
Schlafmohn Papaver somniferum Mohngewächse	Alkaloide Morphin Codein, Papaverin etc.	starke Schmerzzustände, Koliken, Reizhusten, Krämpfe, Durchfall
Stechapfel Datura stramonium Nachtschattengewächse	Alkaloide L-Hyoscyamin, Atropin, Scopolamin	krampflösend, beruhigend
Tollkirsche Atropa bella-donna Nachtschattengewächse	Alkaloide L-Hyoscyamin, Atropin, Scopolamin	Erweiterung der Pupille, krampflösend z.B. bei Koliken

Giftpflanzen

Wer sich mit Pflanzen im allgemeinen und Heilpflanzen im besonderen befaßt, muß wissen, daß die Pflanzen ihre Inhaltsstoffe nicht zum Nutzen von Mensch und Tier bilden, sondern zu ihrem eigenen Schutz. Viele dieser Stoffe nützen a u c h Mensch und Tier und sind damit zugleich Arzneistoffe. Manche schaden uns aber auch und sind somit Gifte.

Starke Giftpflanzen unserer Umwelt sind u.a. (ohne Pilze):
Aronstab (rote Beeren), Attich, Bocksdorn (rote Beeren), Bohne, alle Arten (**rohe** Hülse und Samen), Calla (rote Beeren), Christrose, Eibe (nur roter Samenmantel ungiftig), Einbeere (schwarze Beere), Germer, Giftsumach, Goldregen (**ganze Pflanze,** nicht nur Samen!), Haselwurz, Hundspetersilie, Kartoffel (grüne Beeren), Kermesbeere (schwarze Beeren), Kornrade, Lebensbaum, Liguster (schwarze Beeren), Milchstern, Mohnarten (Milchsaft), Narzisse, Osterglocke, Pfaffenhütchen (karminrote Frucht), Philodendron, Rhododendron, Sadebaum, Sansevierie, Schierling, Schneeball (rote, schwarze Beeren), Seidelbast (hellrote Beeren), Stechginster, Stechpalme (rote Beeren), Wasserschierling, Wolfsmilchgewächse (Milchsaft; auch Weihnachtsstern und Kroton), Zaunrübe (rote/schwarze Früchte), zweiblättrige Schattenblume (rote Beeren).

Der Vollständigkeit halber seien die bereits im Heilpflanzen-Alphabet bzw. in der Tabelle links beschriebenen Pflanzen, die bei richtiger Anwendung zu Heilzwecken dienen, sonst aber giftig sind, nochmals aufgezählt: Adonisröschen, Bilsenkraut, bittersüßer Nachtschatten (rote Beeren), Efeu (schwarze Beeren), Eisenhut (!!), Fingerhut, Herbstzeitlose, Maiglöckchen (scharlachrote Früchte), Mutterkorn, Oleander, Rizinus (bohnenähnliche Samen), Roßkastanie (Samen), Schlafmohn, Schwarzer Nachtschatten (schwarze Beeren), Stechapfel, **Tollkirsche (schwarze, süße Früchte).**

Bunte Früchte (Beeren) oder sonstige auffällige Merkmale sind für Kinder eine besondere Gefahr! Oft sind darüber hinaus weitere Pflanzenteile – oder die ganze Pflanze – giftig, aber infolge Unauffälligkeit oder Verborgenheit für Kinder nicht so „attraktiv".

Außer den genannten gibt es eine größere Anzahl leicht giftiger Pflanzen, deren Einnahme meist keine schweren Folgen hat.

Allgemeine Maßnahmen bei Vergiftungen:

– **Hausarzt anrufen. Telefon** ....

– **Notarzt anrufen. Telefon** ....

– **Krankenhaus. Telefon** ....

– **Erbrochenes, Arzneimittelpackungen und sonstige verdächtigen Dinge bereit halten.**

– **Evtl. Apotheke anrufen (Telefon** .... **) wegen Ruf Nr. Behandlungszentrum für Vergiftungen.**

Standardzulassungen pflanzlicher Arzneimittel

Das durch aktualisierende Nachträge stets auf dem neuesten Stand gehaltene „Gesetz über den Verkehr mit Arzneimitteln" (AMG) enthält in § 36 für den Bundes-Gesundheitsminister die Ermächtigung, altbewährte Arzneimittel zur allgemeinen (kostengünstigen) Nutzung als **Fertig**arzneimittel zuzulassen. Die Vorteile solcher meist industriell hergestellter Fertigarzneimittel werden nachstehend aufgeführt.

Zunächst ein paar Begriffserklärungen:

Fertigarzneimittel sind im voraus hergestellte Verbraucherpackungen. Sie müssen im Regelfall individuell zum Verkauf zugelassen sein. Siehe auch Seite 5.

Standardzulassungen beziehen sich nicht auf ein individuell zugelassenes Arzneimittel, sondern sind für jeden Arzneimittelhersteller unter Beachtung detaillierter Vorgaben nutzbar.

Zulassungsnummer ist eine mehrziffrige Zahl, die jedem amtlich zugelassenen Fertigarzneimittel zugeteilt wurde. Sie muß hinter der Abkürzung „Zul.-Nr...." auf den Arzneipackungen angegeben werden und ist für den Endverbraucher der Beweis für ein nach modernen, strengen, oft recht zeitaufwendigen Gesichtspunkten geprüftes Heilmittel.

Monodrogen (monos griechisch = einzig, allein) sind – im Gegensatz zu Arzneitee-Mischungen – Einzeldrogen wie Kamillenblüten, Baldrianwurzel etc. Unter den etwa 300 Standardzulassungen befinden sich rund 80 Monodrogen und neun zum Teil variable Teemischungen.

Verkaufsfertige Monodrogen – Standardzulassungen haben gegenüber der Einzelabfüllung (während der Kunde wartet) folgende Vorteile:

– Die Herstellung erfolgt unter international festgelegten Bedingungen der pharmazeutischen Industrie (GMP-Richtlinien).

– Die Haftung ist klarer eingegrenzt (Arzneimittelsicherheit).

– Die Verpackung muß eine bestimmte Mindestqualität besitzen und schützt so den Inhalt oft besser als eine gewöhnliche Tüte.

Der aufzudruckende Pflichttext ist viel ausführlicher. Er enthält u. a.

– überprüfte Heilanzeigen (= Anwendungsgebiete)

– eine erprobte Dosierung und Gebrauchsanweisung

– Gegenanzeigen, Neben- und Wechselwirkungen (sofern zutreffend)

– ggf. einen Hinweis zur Anwendungsdauer

– Angaben zur Anwendung bei Kindern, Schwangeren, Stillenden

– Aufbewahrungstips

– Verfalldatum (hinter den Worten „verwendbar bis", oft abgekürzt als „verw. bis") und schließlich die

– Chargenbezeichnung („Ch.-B."), die für die lückenlose staatliche Überwachung und bei evtl. Reklamationen unverzichtbar ist.

Zugunsten einer als Einzeltüte abgefüllten Monodroge (= **kein Fertig**arzneimittel !) sei darauf hingewiesen, daß auch hier Arzneibuchqualität verkauft werden muß.

Solche „offenen Drogen" können u.a. wegen der einfacheren Verpackung oft etwas preiswerter sein.

Da trotzdem industriell konfektionierte „Standard-Monodrogen" (Fertigarzneimittel) vorteilhafter sind, seien nachfolgend die häufiger verlangten aufgezählt:

Die wichtigsten Monodrogen – Standardzulassungen

Arnikablüten
Bärentraubenblätter
Baldrianwurzel
Birkenblätter
Brennesselkraut
Eibischwurzel
Eichenrinde
Enzianwurzel
Eucalyptusblätter
Faulbaumrinde
Fenchel
Flohsamen
Gartenbohnenhülsen
(= Bohnenschalen)
Goldrutenkraut
Hamamelisrinde
Hauhechelwurzel
Heidelbeeren
Holunderblüten
Hopfenzapfen
Huflattichblätter
Isländisches Moos
Johanniskraut
Kamillenblüten
Kümmel
Leinsamen

Lindenblüten
Löwenzahn
Mädesüßblüten
Mariendistelfrüchte
Melissenblätter
Orthosiphonblätter
Passionsblumenkraut
Pfefferminzblätter
Rhabarberwurzel
Ringelblumenblüten
Rosmarinblätter
Salbeiblätter
Schachtelhalmkraut
(= Zinnkraut)
Schafgarbenkraut
Schlüsselblumenblüten
Sennesblätter
Sennesfrüchte
Spitzwegerichkraut
Süßholzwurzel
Tausendgüldenkraut
Thymian
Wacholderbeeren
Weißdornblätter mit Blüten
Wermutkraut

Beim Kauf müssen Sie sagen, ob Sie „offene Droge" oder ein Fertigarzneimittel wünschen.

Das Verfalldatum bei Monodrogen und Teemischungen gemäß Standardzulassung wird vom Laien übrigens nicht immer richtig eingeschätzt. Es besagt beispielsweise nicht, daß der Inhalt einer angebrochenen Packung in Ihrer Hausapotheke nach Ende der Laufzeit sofort wertlos oder gar schädlich ist. Sie müssen hier und bei allen weniger gut verpackten Drogen vielmehr von einer langsamen Wertminderung, also keinem abrupten Wirkungsverlust ausgehen.

Am Beispiel der Kamillenblüten sei die Situation dargelegt: Das Arzneibuch verlangt einen Ätherischölgehalt von mindestens 0,4 %. Der Hersteller einer Kamillenteepackung ist nun zuerst bestrebt, möglichst gehaltreichere Blüten (z.B. 0,5 %) abzufüllen, weil es von diesem höheren Niveau aus länger dauert, bis der Mindestwert in der Packung erreicht wird.

Selbst bei dessen geringfügiger Unterschreitung (90 % = absolutes Limit) wird seitens der Überwachungsbehörde noch nichts beanstandet. Was amtlicherseits toleriert wird, sollte von Ihnen nicht voreilig weggeworfen werden. Besonders dann nicht, wenn die Packung gut verschlossen, kühl, trocken und vor Sonnenlicht geschützt, aufbewahrt wird (d. h. nicht in Küche und Bad).

Bei aromatisch duftenden **Aufgußbeuteln** müssen allerdings strengere Maßstäbe gelten, weil die flüchtigen Substanzen infolge der stärkeren Drogenzerkleinerung rascher entweichen. Geruchfreie Drogen wie Brennnesselblätter oder Tausendgüldenkraut sind auch als Aufgußbeutel beständiger. Die bequem zu handhabenden und daher beliebten Aufgußbeutel liefern übrigens gehaltreichere Teegetränke, wenn sie im Heißwasser mit dem Teelöffel mehrmals leicht ausgedrückt werden.

Zum Schluß noch ein paar allgemein gültige Bemerkungen zur optischen Qualität von Drogen:

Aus hygienischen und anderen Gründen werden zur Drogengewinnung jetzt bevorzugt Maschinen eingesetzt. Diese sind nicht imstande, alle Sandkörnchen aus einer Wurzeldroge (z. B. Baldrian) zu entfernen und auch nicht alle Unkrautsamen aus einer Fruchtdroge (z. B. Fenchel). Auch hier ist die Überwachungsbehörde und sogar das Arzneibuch oft großzügiger als mancher vorschnell reklamierender Verbraucher. So läßt das Arzneibuch im Falle Fenchel immerhin 3 Prozent fremde Bestandteile zu. Bestmöglich naturbelassene, preiswerte Heilpflanzen erfordern oft ein wenig mehr Toleranz(en).

Aromatherapie mit der Duftlampe (Aromatologie)

Husteneinreibungen mit ätherischen Ölen, entsprechende Arzneibäder und Inhalationen sind Aromatherapie in konzentrierter arzneilicher Form. Hierüber wird u.a. im Heilpflanzenalphabet und bei Badezusätzen (S. 77) berichtet.

In diesem Kapitel soll es nur um die wesentlich mildere Anwendung ätherischer Öle mittels der Duftlampe gehen. Ein solches Gerät aus Steinzeug oder Porzellan ist eine Art Stövchen mit Verdampfungsschale. Das Prinzip der Duftlampe ist Jahrtausende alt: Weihrauch im alten Ägypten und fernöstliche Räucherstäbchen sind Beispiele hierfür. In unseren Tagen erreicht man Ähnliches auf dem Heizkörper mit einer Untertasse voll Wasser und einigen Tropfen Ätherischöl. Da es bei der hier besprochenen Art von Aromatherapie jedoch auch um Autosuggestion (Selbstbeeinflussung), Gefühle und Gemütsbewegungen geht, ist die Aromalampe die besser geeignete „Darreichungsform".

Manch Geheimnisvoll-Dunkles wird den Duftwirkungen ätherischer Stoffe angedichtet. Auf derlei Mystik allein sind wir jedoch nicht angewiesen, denn die Duftstoffaufnahme über die Riechschleimhaut und die komplizierte Riechbahn zum sog. Limbischen System des Stammhirnes ist einigermaßen bekannt. Im Riechhirn – mit dem Limbischen System eng vernetzt – sind duftstoffbedingte Einflüsse auf unsere seelische Befindlichkeit möglich. Hier wird (vor)entschieden über Sympathie bis hin zum Sex, Kreativität und Erinnerungen etc.

Jede(r) kann durch unterschiedliche Verknüpfung mit früheren Dufterinnerungen auf das gleiche Aroma anders reagieren. Deshalb ist hier bei allgemein verbindlichen Wirkungsaussagen ätherischer Öle Vorsicht geboten – von Latschen- und Eukalyptusöl bei Erkältung vielleicht abgesehen. Mangels Konzentration in der Atemluft kann wohl auch keine direkt raumdesinfizierende Wirkung ätherischer Öle mit der Duftlampe erwartet werden. Aber: Angenehm duftende Zimmerluft kann den gestreßten Zeitgenossen am Feierabend psychisch ausgleichen helfen und somit indirekt „abhärten" oder je nach gewähltem Ätherischöl und persönlicher Erfahrung anregen bzw. beruhigen. Gut ist hier, was instinktiv gefällt und als nützlich empfunden wird.

Alles in allem ist die Verdampfung weniger Tropfen ätherischen Öles mittels Duftlampe sicherlich keine „Therapie" nach Art der Schulmedizin, sondern überwiegend ganzheitlich orientierte Gesundheitspflege. Und das ist schließlich nicht wenig. Zum Schluß ein paar praktische Tips:

– Kaufen Sie nur naturbelassene, unverdünnte Ätherischöle, beispielsweise der qualitätskonstanten Marke „Waldmann's® Duftzauber". Dosis pro Aufguß 10-25 Tropfen Öl auf 2 Eßlöffel Wasser.

– Gängige Sorten: Bergamotte-, Citronen-, Latschenkiefer-, Ind. Melissen-, Orangen-, Zedernholz-Öl etc.

– Lagern Sie die Öle im Kühlschrank und nicht länger als zwei Jahre.

Register

Absinthin	75	Azulen	40	Chelidonin	61
Ackerstiefmütterchen	67	Augentrostkraut	17	Chelidonium majus	61
Aconitum napellus	84	Badezusätze	77	Chlorophyll	5
Acorus calamus	39	Bärlauch	42	Chrysanthemum	
Achillea millefolium	60	Bärentraubenblätter	17	parthenium	51
Adonisröschen	84	Baldrian Dispert	18	Cineol	29
Adonis vernalis	84	Baldriantropfen	18	Claviceps purpurea	84
Aescin, Aesculin	57	Baldrianwurzel	18	Cnicus benedictus	20
ätherische Öle	5	Baldrisedon	18	Coffein	61
afrikanische Malve	67	Barosma betulina	25	Colchicum autumnale	84
Agiolax, Agiolind	31	Basilienkraut	19	Convallaria majalis	84
Agrimonia eupatoria	51	Basilikumkraut	19	Coriandrum sativum	42
Agropyron repens	55	Beifußkraut	19	Cortex Frangulae	30
Alantwurzel	14	Beinwellwurzel	19	Cortex Quercus	27
Alchemilla vulgaris	32	Benediktenkraut	20	Cortex Salicis	73
Alexandrinertee	63	Bergwohlverleih	16	Crataegus laevigata	74
Alkaloide	5	Besenginsterkraut	20	Crataegus monogyna	74
Allantoin	19	Betula pendula	21	Crataegutt	74
Allium ursinum	42	Bibernellwurzel	20	Cumarin	72
Alliin	42	Bilsenkraut	84	Curcuma longa	25
Aloe	14	Birkenblätter	21	Curcuma xanthorriza	25
Althaea officinalis	27	Bisabolol	40	Curcumawurzelstock	25
Allylsenföl	50	Bitterkleeblätter	21	Curcumin	25
amerik. Faulbaumrinde	30	Bittersüßstengel	21	Cynara scolymus	17
Aminosäuren	5	Blasentang	22	Cynarin	17
Ammi visnaga	8	Blaubeere	22	Cynarix	17
Andornkraut	14	Blauer Eisenhut	84	Cynaropikrin	17
Anethol	15	Blütenpollen	22	Cynarzym	17
Angelica archangelica	15	„Blutreinigungsmittel"	5		
Angelikawurzel	15	Blutwurz	22	Datura stramonium	84
Anisfrüchte	15	Bockshornsamen	22	Deutscher Kräutertee	72
Anserinenkraut	16	Bockwurz	20	Digitalis purpurea	84
Anthemis nobilis	56	Bohnenschalen	23	Digitalis lanata	84
Anthroposophie	13	Boldoblätter	23	Doldengewächse	44
Anwendungsgebiete	80	Brennesselblätter, -kraut	23	Dostkraut	25
Apiol	53	Brennesselwurzel	24	Dreilappiger Salbei	58
Arbutin	18	Brombeerblätter	24	Droge, Definition	4
Arctium lappa, A.minus	41	Bromelin	10	Drosera ramentacea	65
Arnica chamissonis	16	Bruchkraut	24		
Arctostaphylos uva-ursi	18	Brunnenkressekraut	24	Eberwurzwurzel	26
Armoracia rusticana	50	Brustwurz	15	Echinacea angustifolia	64
Arnica montana	16	Buccoblätter	25	Echinacin	64
Arnikablüten	16	Bulbus allii sativi	41	Echter Thymian	70
Aromatherapie	89			Edelkastanienblätter	57
Artemisia absinthium	75	Calendula officinalis	56	Efeublätter	26
Artemisia vulgaris	19	Camellia sinensis	62	Ehrenpreiskraut	26
Artischockenblätter	17	Capsella bursa-pastoris	36	Eibischblätter, -blüten	26
Asaron	40	Carlina acaulis	26	Eibischwurzel	26
Ascophyllum nodosum	22	Carthamus tinctorius	29	Eichenrinde	27
Asparagus officinalis	65	Carum carvi	44	Einführung in die	
Asperula odorata	72	Cascara sagrada	30	Heilpflanzenkunde	7
Atropa bella-donna	84	Cassia acutifolia	63	Einleitung	4
Aucubin	66	Cassia angustifolia	63	Eisenkraut	27
Aufbewahrung von		Centaurea minus	69	Eisenreiche Pflanzen	27
Heilpflanzen	5	Cetraria Islandica	38	Eleutherococcus	
				senticosus	28

Eleutherokokkwurzel	28	Folia Ginkgo	32	Glycyrrhiza glabra	68
Em-eukal	29	Folia Hamamelidis	34	Glycyrrhizin	68
Engelwurz	28	Folia Juglandis	73	Glykoside	6
Enzianwurzel	28	Folia Mate	49	Goldgelbe Schlüssel-	
Epilobiumarten	57, 73	Folia Melissae	50	blume	61
Equisetum arvense	76	Folia Menthae crispae	54	Goldrutenkraut	33
Erdbeerblätter	28	Folia Menthae piperitae	54	Großblumige Königs-	
Erdrauchkraut	29	Folia Myrtilli	35	kerze	42
Erythraea centaurium	69	Folia Orthosiphonis	52	Guaranasamen	61
Eukalyptus globulus	29	Folia Petasitidis	53		
Eukalyptusblätter	29	Folia Rosmarini	57		
Euphrasia officinalis	17	Folia Rubi fruticosi	24	Hagebuttenkerne	34
		Folia Salviae	58	Hagebuttenschalen	34
		Folia Sennae	63	Hamamelisblätter	34
Fachbegriffe	5	Folia Trifolii fibrini	21	Hamamelis virginiana	34
Färberdistelfrüchte	29	Folia Urticae	23	Hametumsalbe	34
Faulbaumrinde	30	Folia Uvae ursi	17	Harpago	70
Feldgarbe	60	Folia Vitis idaeae	55	Harpagophytum	
Feldthymian	70	Folliculi Sennae	63	procumbens	70
Fenchelfrüchte, beide	31	Fragaria vesca	28	Hauhechelwurzel	35
Fertigarzneimittel	5, 86	Frauenmantelkraut	32	Heckenrose	34
Fieberklee	21	Fruchtsäuren		Hedera helix	26
Filipendula ulmaria	65	Fructus Anisi	15	Heidelbeerblätter	35
Fingerhut, roter, wolliger	84	Fructus Anisi stellati	66	Heidelbeeren	35
Flachs	46	Fructus Cardui Mariae	49	Heidnisch Wundkraut	33
Flavone	6	Fructus Carthami		Helichrysum arenarium	58
Fliederblüten		tinctoriae	29	Herba Absinthii	75
s. Holunderblüten		Fructus Carvi	44	Herba Agrimoniae	51
Flohsamen	31	Fructus Coriandri	42	Herba Alchemillae	32
Flores Arnicae	16	Fructus Crataegi	74	Herba Anserinae	16
Flores Calendulae	56	Fructus Cynosbati	34	Herba Artemisiae	19
Flores Chamomillae	40	Fructus Foeniculi, beide	31	Herba Asperulae	
Flores Chamomillae		Fructus Juniperi	72	odoratae	72
romanae	40	Fructus Myrtilli	35	Herba Basilici	19
Flores Crataegi	74	Fructus Petroselini	53	Herba Bursae Pastoris	36
Flores Farfarae	35	Fructus Phasaeoli sine		Herba Cardui benedicti	20
Flores Hibisci	67	Semine	23	Herba Centaurii	69
Flores Humuli lupuli	37	Fructus Rhamni		Herba Chelidonii	61
Flores Lamii albi	69	cathartici	43	Herba Droserae	64
Flores Lavandulae	45	Frühlingsteufelsauge	84	Herba Equiseti	76
Flores Primulae cum		Fucus vesiculosus	22	Herba Euphrasiae	17
Calycibus	60	Fumaria officinalis	29	Herba Fumariae	29
Flores Pruni spinosae	60			Herba Hederae helicis	26
Flores Sambuci	36	Gänsefingerkraut	16	Herba Herniariae	24
Flores Spiraeae	65	Galium odoratum	72	Herba Hyperici	38
Flores Stoechados	58	Gartenthymian	70	Herba Leonuri cardiacae	36
Flores Tiliae	47	Gelber Enzian	28	Herba Lycopi	75
Flores Verbasci	42	Gelbwurz	25	Herba Majoranae	48
Foeniculum vulgare	31	Gentiana lutea	28	Herba Marrubii	14
Folia Althaeae	26	Gerbstoffe	6	Herba Meliloti	66
Folia Betulae	21	Geschützte Pflanzen	95	Herba Millefolii	59
Folia Boldo	23	Giftpflanzen	85	Herba Nasturtii	24
Folia Bucco	25	Ginkgo biloba	32	Herba Origani	25
Folia Crataegi	74	Ginkgoblätter	32	Herba Passiflorae	52
Folia Cynarae	17	Ginsana	33	Herba Petroselini	54
Folia Eucalypti	29	Ginsengwurzel	32	Herba Plantaginis	65
Folia Farfarae	37	Ginsenoside	33	Herba Pulmonariae	48
Folia Fragariae	28	Glucofrangulin	30	Herba Saniculae	59

Herba Sarothamni scop.	20	Kamillosan	40	Marcumar	72
Herba Solidaginis	33	Kardobenedikte	40	Mariendistelfrüchte	49
Herba Spiraeae	65	Karkade	67	Marrubium vulgare	14
Herba Tanaceti	55	Karmelitergeist	50	Massaitee	58
Herba Urticae	24	Katzenkraut	18	Mateblätter	49
Herba Verbenae	71	Katzenpfötchen	58	Matricaria recutita	40
Herba Violae tricoloris	67	Kavain, Kavosporal	41	Meerrettichwurzel	49
Herba Virgaureae	33	Kava-Kava-Wurzelstock	41	Medizinalrhabarber	56
Herba Visci albi	51	Kleie, s. Weizenkleie		Medizinalsalbei	58
Herbstzeitlose	84	Kleinblüt. Königskerze	42	Melilotus officinalis	66
Herniaria glabra	24	Klettenwurzel	41	Melissa officinalis	50
Herzgespannkraut	36	Klettenwurzelöl	41	Melissenblätter	50
Heublumen	78	Klosterfrau Melisseng.	50	Mentha piperita	54
Hexenhasel	34	Kneipp Rosmarin-Ölbad	57	Mentha spicata	54
Hibiscus sabdariffa	67	Knoblauch	41	Menyanthes trifoliata	21
Hibiskusblüten	67	Koemis Koetjing	42	Mexikan. Baldrian	18
Himbeerblätter	36	Königskerzenblüten	42	Mistelkraut	51
Himmelschlüssel	61	Komfrey	19	Mottenmittel	66
Hirtentäschelkraut	36	Korbblütler	33	Mutterkorn	84
Hippophae rhamnoides	59	Korianderfrüchte	42	Mutterkrautblätter	51
Holunderblüten	36	Koreanischer Ginseng	33	Nasturtium officinale	24
Hopfenblüten, -zapfen	37	Krappwurzel	43	Naturschutzbestim-	
Humulus lupulus	37	Krauseminzeblätter	43	mungen	95
Huflattichblätter, -blüten	37	Kren	50	Nerium oleander	84
Hundspetersilie	54	Kreuzdornbeeren	43	Neuronika	41
Hundsrose	34	Kreuzkümmel	44	Nubiablüten	67
Hyoscyamus niger	84	Kümmelfrüchte	44	Ocimum basilicum	19
Hyperforat	38	Kürbissamen, -kerne	44	Odermennigkraut	51
Hypericin	38	Kumsan-Ginseng	33	Olea europaea	52
Hypericum perforatum	39	Kwai	42	Oleander	84
Hyssopus officinalis	76	Lakritze	68	Olivenblätter	52
Ilex paraguariensis	49	Lamium album	69	Ononis spinosa	35
Illicium verum	67	Lapachorinde	45	Origanum majorana	48
Immortellen	58	Lavandula angustifolia	45	Origanum vulgare	25
Indische Flohsamen	31	Lavendelblüten	45	Orthosiphon aristatus	52
Indische Flohsa.schalen	31	Legalon	49	Orthosiphonblätter	52
Indischer Nierentee	38	Leinsamen, Leinöl	45/46	Panax Ginseng	33
„Inkatee"	45	Leonurus cardiaca	36	Panax quinquefolius	33
Inula helenium	14	Levisticum officinale	46	Panchelidon	61
Inulin	14	Lichen islandicus	38	Papaver somniferum	84
Invertzucker	6	Liebstöckelwurzel	46	Passiflora incarnata	52
Isländisches Moos	38	Lindenblüten	47	Passionsblumenkraut	52
Isla-Moos-Pastillen	38	Linolsäure	30	Pestwurzblätter	53
Japan. Heilpflanzenöl	54	Linum usitatissimum	46	Petasites hybridus	53
Jarsin	38	Löwenzahnwurzel,-kraut	47	Petersilienfrüchte,	
Javanische Gelbwurz	38	Lungenkraut	48	-samen	53
Javatee	52	Lycoactin M	75	Petersilienkraut	54
Johanniskraut	38	Lycopus europaeus	75	Petersilienwurzel	53
Johanniskrautöl	38	Machandel	72	Petroselinum crispum	53
Jojobaöl	39	Mädesüß	48	Pfefferminzblätter	54
Juglans regia	73	Magnesiumr. Pflanzen	48	Photosynthese	7
Juniperus communis	72	Mahonienrinde	48	Pimpinella anisum	15
Kaberol	64	Maiglöckchen	84	Pimpinella saxifraga,	
Kakaoschalen	39	Maisgriffel	48	P. major	20
Kaliumreiche Pflanzen	39	Majorankraut	48	Pimpinelle	20
Kalmuswurzel	39	Makatussin	65	Plantago lanceolata	65
Kamillenblüten	40	Malvenblätter, -blüten	48	Plantago ovata	31

Plantival 52
Plenosol 51
Pollen, s.Blütenpollen
Potentilla anserina 16
Potentilla erecta 71
Preiselbeerblätter 55
Primelwurzel 61
Primula elatior, P.veris 61
Propolis 55
Prospan 26
Prunus spinosa 60
Pulmonaria officinalis 48
Pulverholz 30
Purine 6
Purpurweide 73

Queckenwurzelstock 55
Quendel 55
Quercus petraea, robur 27

Radix Althaeae 26
Radix Angelicae 15
Radix Armoraciae 49
Radix Asparagi 65
Radix Bardanae 41
Radix Carlinae 26
Radix Echinaceae 64
Radix Gentianae 28
Radix Ginseng 32
Radix Harpagophyti 69
Radix Helenii 14
Radix Levistici 46
Radix Liquiritiae 68
Radix Ononidis 35
Radix Petroselini 53
Radix Pimpinellae 20
Radix Primulae 61
Radix Rubiae tinctorum 43
Radix Saponariae 63
Radix Symphyti 19
Radix Taraxaci, c. herba 47
Radix Urticae 24
Radix Valerianae 18
Rainfarnkraut 55
Reifweide 73
Reparil 57
Rhabarberwurzel 55
Rhamnus catharticus 43
Rhamnus frangula 30
Rhamnus purshianus 30
Rheum palmatum 56
Rhizoma Calami 39
Rhizoma Curcumae 25
Rhizoma Graminis 55
Rhizoma Iridis 71
Rhizoma Rhei 55
Rhizoma Tormentillae 70
Ringelblumenblüten 56
Ricinus communis 84

Rizinus 84
Römische Kamille 56
Roleca Wacholderölkap. 72
Rosa canina 34
Rosarotes Weidenröschen-
    kraut 57
Rosmarinblätter 57
Rosmarinus officinalis 57
Roßkastaniensamen 57
Rotbuschtee 58
Rubia tinctorum 43
Rubus fruticosus 24
Ruhrkrautblüten 58

Saflor 29
Sagradarinde 30
Salbeiblätter 58
Salix daphnoïdes 73
Salix purpurea 73
Salvia officinalis 58
Salvia triloba 58
Salviathymol 32
Sambucus nigra 36
Sammeln v. Heilpflanzen 4
Sanddornbeeren 59
Sandstrohblumen 58
Sanicula europaea 59
Sanikelkraut 59
Saponaria officinalis 63
Saponine 6
Sarothamnus scoparius 20
Schachtelhalmkraut 76
Schafgarbenblüten 60
Schafgarbenkraut 59
Schlafmohn 84
Schlehdornblüten 60
Schlüsselblumenblüten
    mit Kelch 60
Schlüsselblumenwurzel 61
Schwefelgelbe Schlüs-
    selblume 61
Schöllkraut 61
Schwarzer Tee 61
Schwarzwurz 19
Scordinin 42
Seichblume 48
Seifenkrautwurzel 63
Selbstbehandlung,
    Hinweise 79
Semen Cucurbitae 44
Semen Cynosbati 34
Semen Foenugraeci 22
Semen Hippocastani 57
Semen Lini 45
Senfsamenmehl 63, 78
Sennesblätter 63
Sennesschoten, -früchte
    -bälge 63

Sennoside 63
Silberlinde 47
Silberwurz 42
Silybum marianum 49
Silymarin 49
Simmondsia chinensis 39
Sintrom 72
Solanum dulcamara 21
Solidago virgaurea 33
Sommereiche 27
Sommerlinde 47
Sonnenhutwurzel 64
Sonnentaukraut 65
Spargelwurzel 65
Spartioltropfen 20
Spiraea ulmaria 65
Spierstaude 65
Spitzwegerichkraut 65
Standardzulassungen 86
Stark wirkende Heil-
    pflanzen 84
Stechapfel 84
Stechkraut 49
Steineiche 27
Steinkleekraut 66
Steinlinde 47
Sternanisfrüchte 66
Stiefmütterchenkraut,
    -wurzel 67
Stieleiche 27
Stipites Dulcamarae 21
Sturmhut 84
Sudan-Malvenblüten 67
Süßholzwurzel 68
Symphytum officinale 19
Symphytum uplandicum 19
Synergismus 40
Syringe 36

Taigawurzel 28
Tanacetum vulgare 55
Tang, Blasentang 22
Taraxacum officinale 48
Taubnesselblüten 69
Tausendgüldenkraut 69
Tebonin 32
Teebaumöl 69
Temoe Lawak 25
Testae Cacao 39
Teufelskrallewurzel 69
Thea nigra 61
Theobromin 39, 49
Thymiankraut 70
Thymipin 70
Thymol 70
Thymus serpyllum 70
Thymus vulgaris u. zygis 70
Thyreogutt mono 75
Tilia cordata 47
Tilia platyphyllos 47

93

Tilia tomentosa	47	„Veilchenwurzel"	71	Weidenrinde	73
Tollkirsche	84	Venalot	66	Weidenröschenkraut	73
Tormentillwurzel	70	Venostasin	57	Weißdornblätter mit	
Traubeneiche	27	Verbascum densiflorum	42	Blüten	74
Trigonella foenum		Verbascum phlomoides	42	Weißdornfrüchte	74
-graecum	22	Verbena officinalis	71	Weizenkleie	74
Trocknen v. Heilpflanzen	4	Verbenakraut	71	Wermutkraut	75
Tussilago farfara	37	Viola tricolor	67	Wintereiche	27
		Viscum album	51	Winterlinde	47
Urtica dioica	23	„Vitamin F"	6	Wolfstrappkraut	75
Urtica urens	23	Vorwort	3	Wollblumenblüten	42
Vaccinium myrtillus	35				
Vaccinium vitis-idaea	55	Wacholderbeeren	72	Xund	42
Valepotriate	18	Waldengelwurz	15		
Valeriana edulis	18	Waldmeisterkraut	72	Ysopkraut	76
Valeriana officinalis	18	Wallwurz	19		
Valmane	18	Walnußblätter	73	Zinnkraut	76
vegetative Dystonie	6	Wegetritt	66		

Heilpflanzen als Fertigarzneimittel und Lebensmittel: Unterscheidung

Eine Anzahl Heilpflanzen (z.B. Kamille, Pfefferminze, Fenchel) sind als Arznei- u n d als Lebensmittel im Handel. Trotz scheinbar gleichem Inhalt sind die Packungsunterschiede oft größer als der Laie ermessen kann. Die Tabelle schafft Klarheit am Beispiel von

Kamillenblüten als	Fertigarzneimittel bzw.	Lebensmittel
rechtliche Grundlage	Arzneimittelgesetz (AMG)	Lebensmittel- und Bedarfsgegenständegesetz (LMBG, Leitsätze für Tee etc.)
Arzneibuchqualität	ja	nein
Anwendung	als Arzneimittel	als Lebensmittel
Wirkstoffgehalt	hoch	nicht ausschlaggebend
Packungstext (u.a.)	Heilanzeigen nötig Zul.-Nr.[1] Ch.-B[2] . . .	Heilaussagen verboten (außer bei Diätmitteln) Los-Nr., abgekürzt „L ..."
Verfall-Formulierung	verwendbar bis	mindestens haltbar bis:
Preis (meist)	höher	niedriger

[1] Zulassungs-Nummer [2] Chargen-Bezeichnung

Heilpflanzen, die das hohe Arzneibuchniveau verfehlen, sind als Lebensmittel trotzdem zulässig, wenn sie im übrigen dem LMBG entsprechen. Oft ist aber eine billige Packung „Lebensmittel-Kamille" (die neben Blüten auch Blätter und Stengel enthalten darf) in Wirklichkeit teurer, wenn sie nämlich nicht nur den Durst löschen, sondern auch arzneilich wirken soll: Man braucht dann eben m e h r Aufgußbeutel.

Vorsicht: Manche Lebensmittel und sog. Nahrungsergänzungsmittel sind in Aufmachung und Text arznei ä h n l i c h gestaltet, weil damit u.a. höhere Preise erzielbar sind!

wildwachsende

Heilpflanzen und Naturschutz

Die gültigen Pflanzenschutzbestimmungen sind einerseits lebenswichtig, besonders für die nach uns Kommenden, andererseits jedoch derart verwickelt, daß oft sogar Fachleute verunsichert sind. Der Grund: Es gibt kein umfassendes **Einzelgesetz** mit einfachen Tabellen geschützter Pflanzen, sondern eine ganze Handvoll verbindlicher **Gesetze, Verordnungen** und „**Rote Schutzlisten**".

Um den Leser nicht von vornherein zu entmutigen, sei darauf verwiesen, daß die geschützten wildwachsenden Heilpflanzen am Kapitelende übersichtlich aufgelistet sind. Hierbei wurde das in Sachen Naturschutz vorbildliche und zugleich größte Bundesland Bayern als Beispiel gewählt.

Doch zunächst der guten deutschen Ordnung halber eine Übersicht der für Sie ausgewerteten vollständigen Vorschriften* (Stand 1992). Folgende Gesetze und Verordnungen **müssen** bzw. **sollen** (im Falle der „Roten Listen" der Bundesländer) beachtet werden:

- international: Washingtoner Artenschutzabkommen von 1979
  EG-Verordnung Nr. 3626 von 1982
- national: Bundesnaturschutzgesetz von 1987
  Bundesartenschutzverordnung von 1989
- regional: Bayerisches Naturschutzgesetz von 1986
  (Bayerisches) Naturschutz-Ergänzungsgesetz von 1962 mit Änderungen von 1970, 1971, 1974, 1976
  (Bayerische) „Rote Listen" gefährdeter Pflanzenarten

Und nun die angekündigten verbindlichen Listen:

● Vollkommen geschützte wilde Heilpflanzen

Adonisröschen (Adonis vernalis)
Arnika (Arnica montana)
Bärentraube (Arctostaphylos uva-ursi)
Bitterklee (Menyanthes trifoliata)
Blauer Eisenhut (Aconitum napellus)
Eibisch (Althaea officinalis)
Gelber Enzian (Gentiana lutea)
Isländisch Moos (Lichen islandicus)
Sanddorn (Hippophae rhamnoides)
Silberdistel (Carlina acaulis)
Sonnentau (Drosera-Arten)
Tausendgüldenkraut (Centaurea minus)
Wacholder (!) (Juniperus communis)

Vollkommener Pflanzenschutz schließt auch das Sammelverbot der Früchte, Samen und „sonstigen Entwicklungsformen" (Ausläufer) mit ein. Demnach ist nun auch das Sammeln von Wacholderbeeren untersagt.

● Teilweise geschützte wilde Heilpflanzen

Maiglöckchen (Convallaria majalis)
Goldgelbe (Echte) Schlüsselblume (Primula veris)
Schwefelgelbe Schlüsselblume (Primula elatior)

Hier ist vorerst nur verboten, die Wurzeln, Wurzelstöcke, Zwiebeln oder Rosetten zu entnehmen oder zu beschädigen.

● Gefährdete wilde Heilpflanzen

schutzbedürftig gemäß „Roten Listen" sind

Andorn (Marrubium vulgare)
Bilsenkraut (Hyoscyamus niger)
Brunnenkresse (Nasturtium officinale)
Echtes Eisenkraut (Verbena officinalis)
Hoher Steinklee (Melilotus altissimus)
Quendel (Thymus serpyllum)
Poleiminze (Mentha pulegium)
Sand-Strohblume (Helichrysum arenarium)

Die Roten Listen weisen große regionale Unterschiede auf und sind gewissermaßen nur „Momentaufnahmen" der gegenwärtigen Situation. So kann z.B. der gelbblühende Hohe Steinklee lokal in den Neunziger Jahren in Bayern oder Hessen etc. noch häufig sein. Trotzdem ist auch hier bereits jetzt Rücksicht geboten.

Wer wildwachsende Pflanzen oder Teile davon für den Handel oder für gewerbliche Zwecke sammeln will, bedarf der Erlaubnis der Unteren Naturschutzbehörde (bei kreisfreien Städten = Stadtverwaltung, sonst Landratsamt). In Naturschutzgebieten sind alle Heilpflanzen geschützt.
Die Einfuhr geschützter Pflanzen ist verboten.

Die vollständigen Listen geschützter und gefährdeter Pflanzen (also nicht auf Heilpflanzen verengt) sind zum Teil erschreckend lang. Die Androhung von Strafen bei Verstößen gegen die oben genannten Naturschutzbestimmungen bewirkt nur wenig. Gefragt und gefordert sind in erster Linie Einsicht und Eigenverantwortung! Wenn wir Heutigen weiter versagen, bleibt unseren Urenkeln sonst nichts als die sprichwörtlichen biblischen „Dornen und Disteln" (Genesis 3,18).
(Dieses Kapitel darf ohne Rückfrage, jedoch unter Nennung der Quelle z.B. für Lehrzwecke fotokopiert werden.)

* Der Autor dankt Frau Dr. M. Grünsfelder, Lehrstuhl für Pharmazeutische Biologie der Universität Würzburg für wichtige Hinweise!